L'AUTOPSIE MÉDICO-LÉGALE

L'AUTOPSIE MÉDICO-LÉGALE

PAR

le Professeur L. THOINOT

PROFESSEUR A LA FACULTÉ DE MÉDECINE DE PARIS
MEMBRE DE L'ACADÉMIE DE MÉDECINE
MÉDECIN DE L'HOPITAL LAENNEC

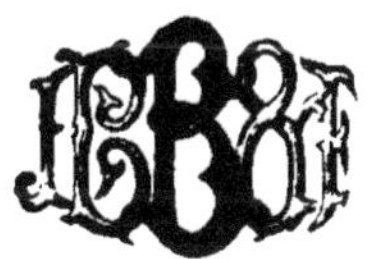

PARIS
J.-B. BAILLIÈRE ET FILS
19, RUE HAUTEFEUILLE, 19
1910

L'AUTOPSIE MÉDICO-LÉGALE

I

LES DÉBUTS DE L'AUTOPSIE MÉDICO-LÉGALE

L'autopsie est, parmi les opérations de la médecine judiciaire, l'une des plus importantes ; elle a été de tout temps, elle est encore de nos jours une de celles qui laissent le plus à désirer. *Sæpe quando imperiti cadaver examinant, non tam lustrant vulnera quam faciunt*, a dit, il y a bien longtemps, van Swieten.

« Il est démontré, disait Orfila, que, dans la plupart des cas, les ouvertures juridiques des cadavres sont faites avec très peu de soin et d'après une méthode vicieuse. » Et, de nos jours, l'immense majorité des étudiants quittant nos Facultés avec le diplôme de docteur en médecine, que le hasard va faire nommer aux fonctions d'expert auprès d'un Tribunal, ignorent les éléments de la technique de l'autopsie judiciaire et n'ont pas, pour se guider, à défaut de connaissances acquises, un règlement officiel précis comme les règlements allemands que nous ferons connaître dans le cours de cette étude

Montrer ce qu'a été l'autopsie judiciaire française à ses débuts ; indiquer comment la technique s'en est constituée graduellement au XIXe siècle avec la pratique des maitres; faire connaitre la technique officielle étrangère, la technique allemande surtout, qui nous offre en nombre de points un excellent modèle; dire enfin comment nous concevons nous-mêmes aujourd'hui, après des années de tâtonnement, l'autopsie médico-légale et quelle méthode nous croyons la plus pratique et la plus recommandable, tel est le but de ce travail.

L'inspection médico-judiciaire des cadavres est de date récente. « Le XVIe siècle est à peu près l'époque où les tribunaux se sont particulièrement entourés des lumières de la médecine, et c'est aussi de ce temps que datent les premières instructions dogmatiques sur l'inspection médico-judiciaire des cadavres » (Marc) (1).

Au début, cette inspection se fit par un nombre limité de chirurgiens et de médecins, qu'on appelait *officiers de médecine du barreau* (Marc). Ce que fut aux XVIe, XVIIe et XVIIIe siècles l'autopsie judiciaire, les exemples suivants, auxquels nous n'ajouterons aucun commentaire, le feront connaître.

Parmi les plus anciens documents relatifs à l'autopsie judiciaire, à dater du XVIe siècle, il faut placer au premier rang l'ouverture des corps de Charles IX, Henri III, Henri IV, dont les protocoles nous ont été conservés par Jacques Guillemeau. Nous les empruntons à Chaussier, qui les a reproduits et commentés (2)

L'ouverture du corps de Charles IX fut faite en juin 1574 par A. Paré, Damboise, Guillemeau, etc., chirurgiens, en présence de Marille, Vaterre, etc., médecins. Le protocole en est en latin: *lequel comme il a esté faist en latin, je l'ay ainsi voulu mettre*, a écrit Guillemeau.

(1) *Dictionnaire des sciences médicales*, etc., 1812, art. *Cadavre*, p. 419.

(2) *Mémoires, Consultations et Rapports sur divers objets de médecine légale*. Paris, 1824, p. 142 et suiv.

Anno Domini miles. quingent. septuag. quarto, pridie cal. junii. hora a meridie quarta, facta est dissectio corporis Caroli IX, regis Galliarum christ. assidentibus medicis hic subsignatis, et chirurgis qui eam administrarunt.

In qua accurate hæc observata et deprehensa sunt. Hepatis totum parenchyma rarefactum, exangue, et extremis lobis ad simas partes vergentibus nigricans.

Folliculus fellis a bile vacuus, in sese considens, subater.

Lien nullo modo male affectus.

Ventriculo nulla noxa, et stomachi cum pyloro integritas. Intestrinum colon flavum colorem contraxerat, cæteris bene habentibus, épiploum male coloratum, supramodum extenuatum, parte aliqua ruptum, et omnis pinguedinis expers.

Ren uterque nullo vitio obsessus, nullo similiter vesica, nullo uretres.

Cor flaccidum et veluti contabescens : omni aquoso humore, qui pericardio contineri solet, absumpto.

Pulmo qui in partem sinistram thoracis incubebat, costis illegitimis ad claviculas usque totus lateri adhærebat, ita firmiter et obstinate, ut avelli non potuerit sine dilaceratione, et discerptione cum putredine substantiæ in qua sese prodidit vomica rupta, e qua colluvies purulenta, putrida et graveolens effluxit, cujus tanta fuit copia, ut in asperam arterian redundarit, et præclusa respiratione præcipitis et repentini interitus causam attulerit.

Alter pulmo sine adhæsu fuit, magnitudine tamen naturalem constitutionem, turgidus et distentus, superans (ut et sinister superabat in substantia), insignem corruptelam præ se ferens parte superiore putris, refertus et conspurcatus humore pituitoso, mucoso, spumoso, puri finitimo. Cerebrum omni vitio carens.

L'ouverture du corps de Henri III, assassiné par Jacques Clément, fut faite le 2 août 1589 par les *chirurgiens* Portail, Lavernot, etc., en présence des médecins Lefèvre, Dortoman, etc.

En voici le protocole:

Rapport du corps mort du très chrétien Henry troisième, roy de France et de Pologne.

Nous soussignez, conseillers, médecins et chirurgiens ordinaires du roy, certifions que, le jour d'hier, mercredi deuxiesme de ce présent mois d'aoust mil cinq cent quatre-vingt et neuf, environ les dix heures de nuit, suivant l'ordonnance de monsieur le grand prevost de France et hostel du roy, nous avons veu et diligemment visité le corps mort du deffunt, de très heureuse mémoire et très chrestien Henri III, vivant roy de France et de Pologne, lequel était décédé le mesme jour environ les trois heures après minuit, à cause de la playe qu'il receut de la pointe d'un cousteau au ventre inférieure, au-dessous du nombril, partie dextre, le mardy précédent sur les huit heures à neuf heures du matin, et à raison des accidents qui survinrent à sa Majesté très chrétienne, tost et après icelle playe receuë, de laquelle et accidens susdits nous avons fait plus ample rapport à iustice.

Et, pour avoir très-ample cognoissance de la profondeur de ladite playe et des parties intérieures offencées, nous avons fait ouverture du dit ventre inférieur, avec la poistrine et teste; après diligente visitation de toutes les parties contenues au ventre inférieur, nous avons trouvé une portion d'intestin gresle, nommée iléon, percée d'outre en outre, selon la largeur du cousteau, de la grandeur d'un pied, qui nous a été représenté saigneux plus de quatre doigts, revenant à l'endroit de la playe extérieure et profondant plus avant. Ayant vidé une très grande quantité de sang espandu par ceste capacité, avec gros thrombus ou caillons de sang, nous avons aussi veu le mezentere percé en deux divers lieux, avec incision des veines et artères. Toutes les parties nobles, les naturelles et animales, contenues en la poitrine, ventre inférieuret en la teste, estoient naturellement bien disposéeset suivant l'aage bien tempérées et sans aucune lésion ni vice, excepté que toutes les susdites parties (comme aussi les veines et artères tant grosses que petites) estoient exangues et vides de sang, lequel estoit très abondamment sorti hors par ces playes internes, principalement du mezentere, et retenu dedans ladite capacité comme en lieu estrange et contre nature : à raison de quoi la mort de nécessité, et en l'espace d'environ dix-huit heures, est aduenue à sa Majesté très-chrestienne, estant précédée de fréquentes foiblesses, douleurs extrêmes, suffocation, nausée, fièvre continüe, altération et soif intolérable, avec très grandes inquiétudes : lesquelles indispositions commencèrent peu après le coup donné, et continuèrent ordinairement jusques au parfait et final sincope de la mort ; laquelle pour les raisons et accidens susdits, quelque diligence qu'on y eust pu apporter, estoit inévitable : faite sous nos seings manuels au camp de Saint-Cloud, prez Paris, le jeudy matin, troisième d'aoust mil cinq cent quatre-vingt-neuf.

L'ouverture du corps de Henri IV, assassiné par Ravaillac, fut faite (1610) par les chirurgiens du roy Martel, Pigrai, Guillemeau, etc., assistés des médecins du roy A. Petit, A. Milon, etc. En voici le protocole :

Rapport de l'ouverture du corps du roy deffunt, Henry le Grand, IV de ce nom, roy de France et de Navarre, qui a esté faite le quinziesme iour de may mil six cent dix, à quatre heures du soir : ayant esté blessé le iour précédent d'un cousteau, estant dedans son carrosse, dont il serait décédé incontinent après avoir dit quelques paroles et jetté du sang par la bouche.

S'est trouué par les médecins et chirurgiens soussignez, ce qui s'ensuit :

Une playe au costé gauche entre l'aisselle et la mammelle, sur les deux et troisième coste d'en haut, d'entrée du trauers d'un doigt, coulant sur le muscle pectoral, vers ladite mammelle, de la longueur de quatre doigts, sans pénétrer au dedans de la poitrine.

L'autre playe en plus bas lieu, entre la cinq et sixiesme coste, au milieu du mesme costé, d'entrée de deux trauers de doigts, pénétrant la poitrine et perçant l'un des lobes du poulmon gauche et de là couppant le tronc de l'artère veneuse (veine pulmonaire) à y mettre le petit doigt, un peu au-dessus de l'oreille gauche du cœur ; de cet endroit, l'un et l'autre poulmon a tiré le sang, qu'il a jetté à flot par la bouche, et du surplus se sont tellement remplis qu'ils s'en sont trouués touts noirs, comme d'une ecchymose.

Il s'est trouué aussi grande quantité de sang caillé en la cavité de ladite poitrine, et quelque peu au ventricule droit du cœur, lequel ensemble les grands vaisseaux qui en sortent, estoient tous affaissez de l'évacuation : et la veine caue, au droit du coup (fort près du cœur) a paru noircie de la contusion faite par la pointe du couteau. Par quoy tous ont jugé que cette playe estoit seule et nécessaire cause de la mort. Toutes les autres parties du corps se sont trouuées fort entières et saines, comme tout le corps estoit de très bonne température et de très belle structure. Fait à Paris, les jours et an que dessus.

Voici maintenant un certain nombre de rapports des XVIIe et XVIIIe siècles extraits des ouvrages de Blégny (1)

(1) L'ouvrage de Nicolas de Blégny fut imprimé à Lyon, en 1684 sous le titre de *Doctrine des rapports de chirurgie.*

et de Devaux (1) reproduits par Chaussier (*loc. cit.*), auquel nous les empruntons.

Les uns ont trait à des blessures par *instruments piquants*; les autres à des *coups de feu*; d'autres, d'un intérêt réel, à des *complications secondaires mortelles de blessures*. Nous appelons surtout l'attention du lecteur sur le rapport classique fait sur le cadavre de la femme Sauchet, une des plus anciennes observations de *pendaison simulée*, et aussi, par contraste, sur les *extraordinaires* rapports établis pour des cas supposés d'*empoisonnement*.

I. — Morts à la suite de blessures par instrument piquant ou par coup de feu.

1. Rapport d'une plaie mortelle par la blessure du médiastin et du péricarde. (*Extrait de* Devaux, *in* Chaussier, p. 199.)

Nous, médecin et chirurgiens du roi en son Châtelet de Paris soussignés, certifions qu'en vertu de l'ordonnance de M. le lieutenant criminel, en date du 21 mai 1675, nous avons visité le cadavre de défunt le sieur Jacques Guilloteau, capitaine au régiment de Champagne, auquel nous avons remarqué une playe située à la partie supérieure et antérieure de la poitrine au côté droit, entre la première et la seconde des vraies côtes, pénétrant dans la capacité, traversant le médiastin dans son progrès, perçant le péricarde en sa base et se terminant dans la substance du poumon gauche, n'ayant pu manquer d'ouvrir dans son trajet plusieurs vaisseaux considérables, comme il nous a paru par le grand épanchement qui s'est fait sur le diaphragme, laquelle playe a causé la mort audit sieur Guilloteau, bientôt après sa blessure, tant par l'importance des parties blessées que par la suffocation qui lui a été causée par l'épanchement du sang dans la poitrine.

2. Rapport d'une playe au poumon, devenue mortelle par l'épanchement du sang dans la poitrine. (*Extrait de* Devaux, *in* Chaussier, p. 198.)

Nous, médecin et chirurgiens du roi en son Châtelet de Paris, soussignés, certifions que de l'ordre verbal de M. le procureur

(1) Le livre de Devaux intitulé : *L'art de faire les rapports* parut à Paris en 1703 et fut réimprimé en 1727 et 1743 avec des notes de Morand. Il contenait plus de 250 rapports sur des cas de médecine légale extraits des registres tenus par les chirurgiens du Châtelet. (Chaussier.)

du roi audit Châtelet, nous nous sommes transportés rue Saint-Antoine, en l'hôtel de la bannière de France, pour faire l'ouverture du corps mort du nommé François Hodiot, dit de Sainte-Colombe, ci-devant garde du corps du roi, auquel nous avons trouvé une playe au côté droit de la poitrine, située entre la deuxième et troisième des vraies côtes, pénétrant dans la capacité, perçant un lobe du poumon et traversant le médiastin, avec un grand épanchement de sang causé par l'ouverture des gros vaisseaux qui se sont trouvés dans le passage de l'instrument tranchant, lequel épanchement ayant rempli toute la capacité de la poitrine a causé la mort audit de Sainte-Colombe.

Fait à Paris, 17 novembre 1676.

3. Rapport de l'ouverture du cadavre d'un homme mort d'un coup d'arme a feu. (*Extrait de* Devaux, *in* Chaussier, p. 202.)

Rapporté par nous, médecins et chirurgiens ordinaires du roi et jurés à Paris, que de l'ordonnance de M. le lieutenant criminel, qui est au bas du procès-verbal du commissaire Gorillon, nous nous sommes transportés dans l'église du village de Duguy près Saint-Denis pour y faire la visite et ouverture du cadavre du sieur Ourse Victor A..., de Brunelles, qu'ayant d'abord examiné les parties externes dudit cadavre, nous avons remarqué qu'on avait ouvert les tégumens du crâne, depuis la partie inférieure du coronal jusqu'au milieu de l'occipital, et qu'il y avait un trou ou une playe dans lesdits tégumens à l'endroit de la partie moyenne gauche du coronal, et nulle autre dans le reste dudit cadavre ; laquelle playe était presque de figure ronde et d'un grand pouce de largeur, et faite par un coup d'arme à feu, qu'ayant écarté lesdits tégumens, avant que de rien déranger, nous avons demandé à un chirurgien qui était présent à notre visite, et qui avait visité avec son père ledit cadavre, si les parties étaient encore dans la même situation où elles étaient dans le tems qu'ils l'avaient visité et il nous a répondu que oui.

Nous avons ensuite examiné le tout, et voici ce que nous avons observé : les deux pariétaux étaient fracturés, il y avait un trou à la partie ci-dessus marquée du coronal, qui répondait à celui de la peau et qui était à peu près de la même figure et de la même largeur ; la pièce emportée du coronal était enfoncée à plat dans la substance du cerveau, d'environ un travers de doigt de profondeur ; puis ayant scié le crâne, nous avons remarqué que la substance du cerveau, depuis la partie antérieure jusqu'à la postérieure, était déchirée presque en ligne droite et selon la direction du trou, d'environ un pouce de diamètre, que dans le milieu dudit trajet, il y avait quelques esquilles d'os et plusieurs dragées de plomb dispersées à droite et à gauche, et beaucoup de dragées seulement à la fin du même trajet, qui étaient proches les unes des autres, et que la base du crâne était pleine de sang.

Nous avons ensuite ouvert le ventre et enfin la poitrine, et nous y avons trouvé les parties, qui y sont contenues, dans leur état naturel.

De ce que nous venons de dire, on peut inférer que le coup a été tiré d'assez près ; *autrement le plomb se serait écarté et alors aurait fait plusieurs playes, et n'aurait pas eu assez de force pour casser les os pariétaux et le coronal,* séparer entièrement une pièce dudit coronal et l'engager dans la substance même du cerveau. Enfin, nous estimons que la fracture des trois os du crâne, la substance du cerveau déchirée, et le sang épanché dans la cavité du crâne, sont la cause de la mort prompte et subite du défunt.

7 septembre 1707.

II. — Morts par complications secondaires de blessures diverses.

1. Deux rapports d'une playe a la tête, accompagnée d'une grande commotion. (*Extrait de* Devaux, *in* Chaussier, p. 208.)

Premier rapport. — État du blessé.

Nous, médecins et chirurgiens du roi, en son Châtelet de Paris, certifions qu'en vertu de l'ordonnance de M. le lieutenant criminel, en date du 15 juin 1675, nous avons vu et visité Louis-Charles P... du D..., clerc de M. D. C.., procureur audit châtelet, auquel nous avons trouvé une playe contuse à la tête, située sur la partie supérieure et moyenne du pariétal gauche, de la longueur d'un travers de doigt, pénétrante jusqu'au péricrâne, avec contusion d'icelui, laquelle playe nous a paru faite par un instrument orbe et meurtrissant, comme pierre, bâton ou autre semblable ; que cette playe peu considérable en apparence, a cependant été suivie de très fâcheux accidens qui sont une *fièvre très ardente, avec des frissons sans règle,* une douleur poignante en l'hypocondre droit, une grande difficulté de respirer, avec de grandes inquiétudes, lesquels symptômes marquent une violente commotion au cerveau et une disposition inflammatoire au foye, qui causeront dans peu la mort au blessé, quelque diligence qu'on apporte à combattre ces fâcheux accidens, ce que nous certifions véritable.

DEUXIÈME RAPPORT. — OUVERTURE DU CORPS.

Nous, médecin et chirurgiens du roi, en son Châtelet de Paris, soussignés, certifions qu'en vertu de l'ordonnance de M. le lieutenant criminel, en date du 17 juin 1675, nous avons fait l'ouverture du corps mort de Louis-Charles P... du D..., en la maison de M. D. C..., procureur audit châtelet, sur les cinq heures de relevée, et qu'après avoir soigneusement examiné toutes les parties du susdit corps, particulièrement celles qui sont contenues dans le ventre supérieur, nous avons enfin trouvé quelque peu de sang figé et coagulé en la région postérieure de la base du cerveau, et *un très grand abcès* contenu dans la substance du foye (d'où nous avons tiré sept à huit onces de pus), et de plus toute la substance du poumon purulente et abscédée ce que nous estimons avoir été la cause de sa mort, les playes de la tête avec violentes commotions du cerveau *étant sujettes à causer ces sortes d'abscès intérieurs,* ce que nous attestons.

2. RAPPORT D'UNE PLAYE CONTUSE A LA TÊTE, AVEC FRACTURE DE LA SECONDE TABLE DU CRANE, QUI FUT RECONNUE APRÈS LA MORT DU BLESSÉ. (*Extrait de* DEVAUX, *in* CHAUSSIER, p. 213.)

Nous, soussignés, médecin et chirurgiens du roi en son Châtelet de Paris, certifions que par l'ordonnance de M. le lieutenant criminel, en date du 6 février 1677, nous avons fait l'ouverture du corps de feu Bonaventure Sergil, cordonnier à Paris, demeurant rue Galande, près la place Maubert, que sa femme et son fils nous ont dit avoir été blessé, il y a cinq semaines ou environ, d'une playe à la tête, causée par un coup de pierre, dont il avait été guéri en quinze jours ; mais que *depuis ce temps-là, il s'était toujours plaint d'un grand dégoût, d'envie de vomir, et d'une douleur sourde avec pesanteur de tête,* jusqu'au 1er février qu'il avait eu un grand *frisson* et la fièvre ensuite, et que le jour suivant il avait eu des *convulsions* et était tombé dans un assoupissement qui ne l'avait point quitté jusqu'à son décès arrivé aujourd'hui.

Que, sur ce récit des accidents arrivés audit Sergil avant sa mort, nous avons examiné la cicatrice de la playe en question, que nous avons trouvée bien faite, après quoi nous avons scié le crâne pour examiner les parties situées au-dessous ; ce qui ayant été fait, nous avons trouvé une sanie purulente épanchée sur la dure-mère, qui avait rendu cette membrane toute livide : puis ayant examiné le crâne par dedans, nous avons découvert une fente accompagnée d'une légère érosion à la seconde table, justement située au-dessous de la playe qui était située sur la partie supérieure et latérale droite de l'os coronal, la première table étant dans son entier. Sur quoi nous estimons que cette fracture et l'épanchement qui s'est fait en conséquence par un suintement de sérosités ont été cause de la mort du susdit blessé.

III. — Pendaison simulée. — Meurtre.

Rapport de visite et ouverture du corps d'une femme trouvée pendue après sa mort. (*Extrait de* Devaux, *in* Chaussier, p. 177.)

Rapporté par nous, médecins du roi et commis aux rapports en la ville et jurisdiction de Mantes, que de l'ordonnance de M. le Procureur du roi en ladite ville, nous nous sommes transportés au village de C..., qui en est distant d'une lieue, et qu'étant entrés en la maison du nommé Lacaille, laboureur audit lieu, nous avons été conduits dans une grange, où nous avons trouvé le cadavre d'une femme âgée d'environ cinquante ans, pendue à une solive, lequel on nous a dit être celui de la nommée Jeanne Sauchet, femme dudit laboureur, auquel cadavre n'ayant trouvé la face aucunement décolorée, point d'écume à la bouche, de noirceur à la langue, ni les narines remplies d'aucun excrément muqueux, ni même la moindre rougeur, meurtrissure ou autre changement de couleur autour du col, à l'endroit où la corde qui l'avait suspendue avait fait son impression, nous nous sommes déterminés à faire un examen exact de toutes les autres parties de ce cadavre ; au moyen de quoi, nous lui avons aperçu une forte petite playe, située à la partie latérale droite et antérieure du thorax, cachée sous l'affaissement du corps de la mamelle, et dans laquelle une petite sonde a eu peine à s'insinuer ; cependant l'ayant dilatée, nous avons reconnu qu'elle pénétrait entre la sixième et la cinquième des vraies côtes, et ce qui nous a portés à faire l'ouverture de la poitrine pour connaître le progrès de ladite playe, au moyen de quoi nous avons trouvé que cette petite playe, faite par un instrument rond, poignant et très étroit, traversait le cœur de part en part, et avait causé un très grand épanchement de sang dans la poitrine. Toutes lesquelles observations jointes ensemble et bien examinées nous font juger que la playe faite à la poitrine a précédé la suspension du corps de ladite Sauchet, et a été la seule et véritable cause de sa mort. 23 février 1683.

IV. — Cas d'empoisonnement.

1. Rapport de corps mort par venin ou poison. (*Extrait de* Blégny, *in* Chaussier, p. 152.)

Rapporté par nous maîtres chirurgiens jurés, commis aux rapports, en la ville et juridiction de Lyon, que ce jourd'hui, *18 septembre 1682*, en exécution de l'ordonnance de M. le lieutenant-général, nous nous sommes transportés rue des Landes, dans une maison où pend pour enseigne l'image de Sainte Marguerite, aux fins de visiter le corps mort de Suzanne Pernet, jurée matrone, duquel ayant trouvé toutes les parties extérieures dans leur disposition naturelle, nous aurions ensuite procédé à son ouverture en présence de maître Claude du Pradel, docteur en médecine, nommé d'office par mondit sieur le lieutenant général, et ayant commencé par le bas-ventre et ouvert ensuite le ventricule, nous l'aurions trouvé tout *cautérisé dans son fond qui contenait environ plein un œuf de liqueur noire, sablonneuse, qui ayant été, par nous, mise dans un vaisseau d'étain, l'a taché, ainsi que font les liqueurs acides et corrosives, et qui ayant été donnée en petite quantité à un chien, l'a fortement travaillé, ainsi que nous l'avons reconnu par ses cris d'hurlemens, ce qui nous fait juger que ladite Pernet a été empoisonnée par l'arsenic ou le sublimé ou autres tels poisons corrosifs du genre des minéraux* ; en quoi nous avons été encore d'autant plus confirmés par la bonne disposition de toutes les autres parties intérieures, tant du ventre, que de la poitrine et de la tête, dont nous avons pareillement fait ouverture, et où nous n'avons trouvé aucune cause de mort ; ce que nous certifions véritable, en foi de quoi nous avons, avec ledit maître du Pradel, signé le présent rapport, pour servir à qui il appartiendra ce que de raison. A Lyon, les jour et an que dessus.

2. Rapport au sujet d'un corps mort empoisonné, tiré hors de l'eau, lequel y avait été jetté après sa mort. (*Extrait de* Devaux, *in* Chaussier, p. 183.)

Rapporté par moi, maître chirurgien au bourg de Charenton, que de l'ordonnance de M. le Prévôt au siège dudit lieu, j'ai *cejourd'hui 29 juin 1685*, vu et visité près du village des Carrières, sur le bord de la rivière, le corps mort d'un homme de trente ans ou environ, qui en avait été tiré quelques heures auparavant ; auquel j'ai trouvé la face violette et boursoufflée, la langue noire, gonflée, et sortant hors de la bouche de deux bons travers de doigts, sans gonflement au bas-ventre et sans aucune écorchure à l'extrémité des doigts ; ce qui m'a porté à faire l'ouverture du bas-ventre, où j'ai trouvé l'estomac teint d'une couleur rouge brune à l'extérieur, et cautérisé dans son fond en deux endroits, outre que j'ai trouvé un peu de liqueur noire épanchée dans le bas-ventre, laquelle a noirci les intestins aux endroits où elle a fait impression. Tous lesquels signes *sont plus que suffisans pour juger que cet homme a été empoisonné, et que son corps a été jetté dans l'eau après sa mort.*

3. Rapport de l'ouverture d'un corps mort de poison. (*Extrait de* Devaux, *in* Chaussier, p. 216.)

Rapporté par nous soussignés docteurs-régens de la faculté de médecine en l'université de Paris, maîtres chirurgiens jurés et marchands maîtres apothicaires en ladite ville, que sur un billet à nous envoyé par messire Pierre S..., conseiller du roi en ses conseils et lieutenant général des eaux et forêts de France, nous nous sommes transportés cejourd'hui, 8 novembre 1678, en la maison de madame M..., au cloître de Saint-Médéric, auquel lieu nous avons vu et examiné le corps mort de ladite défunte dame Elisabeth-Louise N..., femme dudit sieur S..., auquel corps, quoique bien conformé en ses parties extérieures, nous avons néanmoins remarqué les dents décolorées, la chair des gencives noircie et rongée, la langue épaisse d'un pouce et sortant hors de la bouche de deux travers de doigt, et après l'ouverture de la poitrine, nous avons trouvé le poumon de tous côtés adhérent aux côtes, chose, en ce cas, nullement considérable, mais plutôt le dedans de l'œsophage qui est le conduit qui va de la bouche à l'estomac, lequel conduit nous a paru d'une couleur non naturelle et tendante à la lividité. Or, entre les viscères du bas-ventre, le ventricule a été celui que nous avons trouvé particulièrement affecté ; sa tunique intérieure étant livide, noire, toute rongée en plusieurs endroits et friable au toucher, de plus, l'intestin *duodénum* et le *jejunum* nous ont paru affectés d'impressions toutes semblables ; et comme il nous a été rapporté, qu'immédiatement après que ladite dame avait été accouchée et délivrée de son fruit fort heureusement, le jour d'hier, on lui avait fait prendre dans un œuf de la poudre blanche et un verre d'eau rose par-dessus, dans lequel il y avait de ladite poudre, et qu'à l'instant elle avait senti une chaleur brûlante à la bouche et au gosier et une douleur mordicante à l'estomac, accompagnée de grandes angoisses en tout son corps, dans lesquelles elle était morte une heure après. Toutes ces circonstances jointes et sérieusement examinées, nous font juger que ladite dame en avalant la poudre blanche en question, avait pris un poison chaud, très actif, très violent, et très corrosif, dont les impressions lui ont causé la mort en fort peu de tems.

Nous voici arrivés au seuil du XIXe siècle : deux autopsies célèbres, celle de Mirabeau (3 avril 1791) et celle de Hoche (20 septembre 1797), vont nous fixer sur l'art de l'ouverture des cadavres à cette époque. A vrai dire, il n'a point fait de progrès marqués depuis le XVIIe siècle, et les protocoles de ces deux autopsies ne laissent pas que d'embarrasser quelque peu celui qui veut rétrospectivement à leur lecture établir *de façon précise* la nature de l'affection qui a emporté ces deux hommes célèbres.

L'ouverture du corps de Mirabeau fut faite en sa maison et *successivement* par Soupé, Brasdor, Lhéritier.

En voici le protocole emprunté à Chaussier (p. 253 et suivantes).

Observations sur l'extérieur. — Il n'a montré que l'application des vésicatoires et le météorisme du bas-ventre.

Ouverture du bas-ventre. — Le péritoine ouvert, l'épiploon était en bon état avec de légères adhérences. Extérieurement, on a remarqué à l'estomac une légère phlogose et quelques marques d'inflammation ; vers l'orifice du pylore, à la petite courbure dont les vaisseaux étaient fortement gorgés, le duodénum gonflé et d'un rouge fort brun, avec des taches livides ; les autres intestins grêles dans l'état naturel; le diaphragme du côté droit très enflammé, et la convexité du foie de même ; la substance du grand lobe de ce viscère fortement enflammée; la vésicule du fiel remplie d'une bile très foncée et un peu épaisse ; la rate dans l'état naturel, ainsi que le pancréas; le rein droit enflammé dans sa substance même, et plus volumineux que le gauche ; le grand cul-de-sac de l'estomac présentait à l'extérieur, en différens endroits, des taches livides ; et l'intérieur vis-à-vis les taches livides en avait de pareilles, du côté de l'orifice cardiaque et jusque dans le pylore, avec des marques d'inflammation forte, sans aucune trace d'érosion ; l'intérieur du duodénum présentait les mêmes traces qu'au dehors, mais plus marquées. L'intérieur du reste des intestins grêles et gros était dans l'état naturel ; la vessie contractée et resserrée sur elle-même contenait peu d'urine.

Ouverture de la poitrine. — Le péricarde ouvert s'est trouvé rempli de près de trois demi septiers d'une humeur jaunâtre et opaque ; la surface du cœur et la face interne du péricarde étaient recouvertes de concrétions lymphatiques très épaisses, qui formaient adhérences entre ses surfaces, et jusque sur l'origine des vaisseaux. Les cavités du cœur contenaient seulement quelques caillots de sang. Dans la cavité gauche de la poitrine, il y avait épanchement d'une chopine au moins de fluide rougeâtre ; le poumon du côté droit avait des adhérences anciennes ; l'œsophage était dans l'état naturel.

Ouverture de la tête. — La dure-mère dans l'état naturel; entre l'arachnoïde et la pie-mère, un léger épanchement de matière gélatineuse; la substance du cerveau et toutes ses dépendances dans l'état naturel.

D'après les faits rapportés ci-dessus, les médecins et chirurgiens soussignés estiment que l'ouverture du cadavre n'offre de cause qui puisse être regardée comme mortelle que l'état où ont été trouvés le péricarde, le cœur et le diaphragme.

Le général Hoche, dit Chaussier, était dans la force de l'âge, d'une constitution robuste, d'un caractère ardent, passionné pour les femmes...

Quelque temps avant son retour de la fameuse expédition d'Irlande, où il souffrit beaucoup de corps et d'esprit, Hoche commença en janvier 1797 à *avoir de la toux*, qu'il négligea entièrement. Cependant la toux persistait, devenait plus forte, plus fréquente. A la fin du septième mois, l'inspiration et l'expiration étaient laborieuses ; elles n'avaient lieu qu'avec une sorte de bruit creux souvent accompagné d'une espèce de sifflement ; il y avait aussi, surtout le matin, une *expectoration de matières glaireuses*, muqueuses, plus ou moins abondantes... ; il survint par intervalles des accès d'oppression... La maladie faisait des progrès... Le 17 septembre 1797, il y eut dans le courant de la journée trois accès de suffocation; le 18, le malade paraissait bien; mais le soir l'oppression revint, et il mourait le 19 à quatre heures du matin

La mort de Hoche avait paru suspecte à plus d'une personne.

L'autopsie fut faite à Vetzlar par les chirurgiens en chef de l'armée de Sambre-et-Meuse. En voici le protocole :

L'extérieur du corps ne nous a présenté rien de particulier, sinon la météorisation du bas-ventre ; nous avons mis ensuite le crâne et le cerveau à découvert, et nous avons trouvé les méninges de couleur naturelle, quoique les gros vaisseaux sanguins se trouvassent engorgés; nous avons passé ensuite à l'examen de la substance propre du cerveau, que nous avons trouvé très saine; les trois ventricules n'ont présenté rien d'extraordinaire, non plus que les autres parties du cerveau, du cervelet et de la moelle allongée.

Le bas-ventre que nous avons ouvert après, nous a présenté la masse des viscères, ainsi qu'il suit : l'estomac boursoufflé, l'épiploon sain, et après l'avoir enlevé, tous les intestins se sont présentés également boursoufflés et distendus, mais moins que l'estomac.

Après avoir vu l'ensemble de ces viscères, nous les avons examinés en particulier et avons trouvé d'abord que l'estomac, vers le pylore et à l'extérieur de la partie qui avoisine la vésicule du fiel et qui la touche dans certains cas de plénitude, avait une *tache livide, noirâtre, à peu près de la largeur d'un écu de six livres*, et inclinée un peu de haut en bas ; nous avons suivi le tube intestinal, de l'estomac, par le duodénum, et nous avons trouvé cet intestin coloré en *rouge foncé* dans toute son étendue, *parsemé de plusieurs petites taches* plus foncées, et d'une entre autres, plus large, située un peu au-dessous de l'endroit percé par les canaux cholédoque et pancréatique.

Le jéjunum et l'ileum n'ont rien offert de remarquable que la légère différence de leur couleur à celle de l'état naturel; le cæcum, le côlon et le rectum n'étaient que boursoufflés.

Le foye d'un volume ordinaire était sain à la partie antérieure, mais la grande convexité correspondante à la face inférieure du diaphragme, ainsi que la face inférieure, avaient acquis une couleur livide et noirâtre dans toute son étendue, et principalement à droite ; la vésicule du fiel était dans un état naturel.

La rate était saine et dans l'état naturel ; le pancréas, le mésentère, le mésocôlon, le mésorectum et le péritoine ainsi que tous ses replis, étaient sains, à l'exception de la portion qui recouvre la face inférieure du diaphragme qui était foncée, livide et plus vivement du côté droit ; les reins étaient tous deux livides et brunâtres à l'extérieur, et le droit plus affecté que le gauche ; les uretères et la vessie n'ont rien offert de particulier.

Après cet examen extérieur, nous avons procédé à celui des parties intérieures de ces viscères.

L'estomac et les intestins ont été ouverts dans toute leur longueur. Le premier a présenté de *très larges taches noires au centre*, et moins chargées de cette couleur à la circonférence, mouchetées par placards avec des séparations entre elles, et les mouchetures correspondantes à la tache extérieure beaucoup plus rapprochées et presque confondues. Le duodénum était phlogosé, noirâtre dans la partie correspondante aux taches extérieures, et *sphacélé à l'endroit* correspondant à sa large tache près l'ouverture du canal cholédoque.

Le jéjunum et l'iléum n'ont offert de remarquable qu'un rouge plus intense que dans l'état naturel.

Nous n'avons trouvé dans le cæcum, le côlon et le rectum, que très peu de matière fécale un peu dure, et un léger changement de couleur dans les tuniques.

Le foye était *désorganisé* dans ses parties en contact immédiat avec l'estomac, et dans les parties correspondantes à celles extérieurement affectées.

La rate était saine dans sa substance interne, et le pancréas ne paraissait pas affecté.

Les reins étaient engorgés dans leur substance corticale, et notamment celui du côté droit.

Les uretères n'offraient rien de particulier, mais la vessie était légèrement phlogosée dans son bas-fond et vers son col. Les différens replis du péritoine qui retiennent les viscères de l'abdomen en position, étaient un peu plus adhérens aux parties postérieures des lombes, que dans l'état naturel.

La poitrine étant ensuite ouverte, nous avons examiné les viscères en général et observé d'abord les poumons qui se sont présentés d'une couleur noire et *désorganisés du côté droit* ; noirâtres livides du côté gauche ; la partie inférieure de cet organe adhérente du côté droit, et par sa base, à la plèvre et au diaphragme.

Le péricarde et le cœur sains ; le médiastin *adhérent aux bronches*, et enflammé dans cet endroit.

Ayant fait l'extraction de ces parties en détachant la trachée artère et l'œsophage au-dessus du larynx et du pharynx, nous avons examiné la plèvre et la partie supérieure du diaphragme que nous avons trouvé l'une et l'autre *noirâtres, livides et tendantes au sphacèle du côté droit.*

Nous avons ensuite procédé à l'ouverture des bronches, de la trachée-artère et du larynx ; les premières, tachées de distance en distance, se sont trouvées remplies d'une humeur noirâtre à peu près semblable à du sang en dissolution ; en remontant nous avons trouvé une *escarre* située antérieurement et vers la jonction du tiers supérieur au tiers moyen de la trachée-artère ; cette escarre avait détruit la partie moyenne d'environ trois anneaux cartilagineux et de leurs ligamens intermédiaires, de façon à permettre l'introduction du doigt annulaire dans la trachée-artère, elle faisait saillie dans le canal, et la partie cartilagineuse saillante avait une forme scaphoïde.

En remontant encore jusqu'au larynx, nous avons observé que son intérieur était marqueté et que sur l'épiglotte il y avait une tache noire considérable ; après l'examen des voies de la respiration, nous nous sommes occupés de celles de la déglutition, et nous n'y avons rien remarqué qui dût fixer l'attention, si ce n'est l'extérieur de l'œsophage, qui était plus rouge que dans l'état naturel.

Nous enverrons par les premiers courriers, la trachée-artère, l'estomac et le duodénum.

De tout quoi nous avons dressé le présent procès-verbal les jours et mois que dessus, et l'avons signé.

Les pièces envoyées par les opérateurs furent remises à l'École de médecine et examinées par Chaussier, Thillaye et Mahon, qui n'eurent pas de peine à démontrer que les lésions gastro-intestinales étaient de simples phénomènes accidentels et non les traces d'un empoisonnement. Chaussier conclut que Hoche a succombé à la *phtisie trachéale* ; mais on sait que ce mot avant les études de Bayle et de Laennec n'avait point le sens qu'on lui attache aujourd'hui, et le procès-verbal d'autopsie n'étant pas, comme le dit Chaussier, « un modèle de méthode et de précision », il est plus facile de soupçonner la mort par tuberculose chez Hoche que de la démontrer à l'aide des documents médicaux

En 1801 (an X), parut l'ouvrage *posthume* de Mahon, professeur de médecine légale de la nouvelle Faculté de médecine de Paris. C'est, on le sait, le premier traité méthodique de médecine légale de langue française. Mahon était fort partisan de l'autopsie comme moyen précis d'information médico-légale, et réfute à l'aide de bons arguments la thèse des adversaires de cette opération.

Il consacra un chapitre du tome II de son livre à l'ouverture des cadavres, et ces quelques pages méritent une analyse sommaire.

Mahon pose en principe qu'il faut ouvrir toutes les cavités du corps, c'est-à-dire les cavités abdominale, thoracique et encéphalique, — la cavité rachidienne n'est même pas mentionnée, — si l'on veut faire œuvre médico-légale convenable. « Lorsqu'il ne se manifeste de lésions que dans une des trois cavités du corps, la tête, par exemple, il n'est pas, sans doute, d'une nécessité absolue et évidente de les ouvrir toutes. Cependant c'est le devoir du médecin de le faire, parce qu'on peut y trouver des causes de mort qui auront été mises en activité par la lésion qui seule a d'abord frappé les yeux. On pourrait même soutenir qu'une ouverture de cadavre dans laquelle on aurait négligé ce précepte devrait être déclarée non légale et de nul effet. » L'affaire célèbre de Montbrison était encore présente à tous les esprits. Jean Chassagneux était mort subitement d'apoplexie au cours d'une rixe avec son fils et sa belle-fille. Deux chirurgiens qui n'avaient pas ouvert le crâne n'en conclurent pas moins à la mort violente, et leur rapport fit condamner les deux accusés comme parricides. « Ils auraient péri sur l'échafaud sans l'intervention de l'illustre Louis, qui démontra la nullité du procès-verbal de visite et l'innocence des accusés » (Marc).

Mahon conseille l'ouverture du cadavre dans l'ordre suivant : *abdomen*, *thorax*, *encéphale*, à moins que la présence de traces de violences observées ou un état contre nature ne commandent un ordre contraire.

L'ouverture de l'abdomen s'exécute de la façon suivante : avec un bistouri à pointe mousse, on incise longitudinalement les muscles droits de l'abdomen au-dessus et au-dessous de l'ombilic. On introduit par cette ouverture, qui pénètre jusqu'au péritoine, une sonde creuse à bouton, dans la cannelure de laquelle glisse l'instrument tranchant, qui n'entame point le tube intestinal abaissé et écarté par la sonde.

L'abdomen étant ainsi ouvert, on commence par jeter un coup d'œil général dans la cavité du bas-ventre pour s'assurer qu'il n'y existe pas de corps étrangers, pour reconnaître la couleur, la figure, la situation, les connexions, la structure des viscères.

On *parcourt* le canal intestinal du pylore à l'anus ou du cæcum à l'estomac, puis du cæcum à l'anus. On *visite* ensuite les autres viscères ; on ouvre la vessie urinaire et la vésicule du fiel, ou du moins on les comprime pour savoir si elles *ne renferment pas quelque concrétion.*

On ouvre aussi les gros vaisseaux, « afin de s'assurer si, par exemple, les veines sont vides de sang ».

Pour ouvrir le thorax, on sépare à droite et à gauche les muscles pectoraux du sternum, des clavicules et des côtes ; on coupe les cartilages qui unissent les côtes au sternum (du côté de la côte), ainsi que les muscles intercostaux et la plèvre pariétale ; on isole la portion supérieure du sternum d'avec la clavicule et les muscles qui s'y attachent *avec le ménagement nécessaire pour ne pas intéresser les gros vaisseaux qui sont situés au-dessous.* Alors on soulève le sternum tantôt d'un côté et tantôt de l'autre, et on explore ainsi la cavité thoracique, s'assurant de la position, des connexions et de l'état naturel ou contre nature du médiastin. On libère le sternum et on le rabat en bas ou en haut. Le thorax est ouvert ; on explore les poumons, on note toutes les particularités de leur état ; on explore les plèvres, particulièrement la partie diaphragmatique ; on peut alors « pénétrer avec le scalpel dans la substance même des poumons ».

L'examen du cœur et du péricarde vient après celui des poumons. « On doit ouvrir le cœur, sans intéresser aucune des valvules que la nature a placées à l'origine de ses quatre grands vaisseaux et examiner ces valvules, les commencements des artères et des veines et les quatre cavités qui constituent proprement le cœur. »

Pour l'ouverture du crâne, on incise le cuir chevelu ; on scie la boite osseuse de façon à enlever la calotte en ménageant les méninges et la substance cérébrale. On donne toute son attention à la découverte et à l'examen des lésions du crâne même, de ses vaisseaux, de ses nerfs ; on visite les sinus longitudinaux ou latéraux, on recherche s'il s'y trouve du sang granulé, des concrétions polypeuses, etc.

« Les altérations et même l'endurcissement de la glande pinéale *que Descartes regardait comme le siège de l'âme*, les changements contre nature des plexus choroïdes et les *hydatides* qu'on y rencontre quelquefois doivent être notés, mais sans y attacher une trop grande importance, comme si c'était autant de causes de mort, attendu que l'anatomie pratique a fait connaître que de pareilles maladies pouvaient exister un long espace de temps, sans que la vie fût en danger. »

L'autopsie s'achève par l'examen des extrémités, « qui est quelquefois d'une grande importance ».

La technique de Mahon est quelque peu rudimentaire, et sa description opératoire reste, ainsi qu'en peut témoigner cet extrait fidèle, souvent fort vague. La règle conductrice, c'est l'*examen en place* : un viscère ne doit être enlevé que quand il ne peut être examiné suffisamment en place.

Mahon termine en donnant quelques conseils sommaires sur la rédaction du rapport : la phrase suivante a gardé toute sa valeur

« Mais il (le médecin) ne se croira pas obligé, surtout dans les cas difficiles, de remplir cette dernière partie de son ministère au moment même de l'ouverture du cadavre. Il prendra, au contraire, tout le temps dont il doit avoir besoin soit pour réfléchir sur toutes les circonstances qui se seront présentées, soit pour consulter et d'autres médecins et les auteurs les plus recommandables. »

FODÉRÉ a consacré d'importantes pages à l'autopsie cadavérique médico-légale, dont il était lui aussi partisan résolu (1).

Mais il ne donne aucune indication technique ou nouvelle ou spéciale et déclare adopter les prescriptions opératoires

(1) « Il paraîtra superflu aux hommes éclairés de vouloir démontrer, dans ce siècle si préconisé, que les dissections anatomiques sont l'unique moyen de constater les délits contre les personnes et qu'elles sont d'une utilité indispensable pour la validité des rapports : mais ils changeront d'avis s'ils font attention que, jusqu'ici, cette vérité a très peu été sentie par la plupart des juges et par *le plus grand nombre d'officiers de santé commis, généralement sans choix, pour faire des rapports*. » (Fodéré, 2e édit., 1813, t. III, p. 14.)

de Mahon et celles du manuel allemand de Roose, que Marc venait de traduire et de commenter (1808) sous le titre de *Manuel d'autopsie cadavérique médico-légale.*

Avec CHAUSSIER s'ouvre pour l'autopsie médico-légale une ère nouvelle et décisive. Chaussier a rendu d'éminents services à la médecine légale : c'est lui qui, lors de la réorganisation de la Faculté de médecine, fit inscrire parmi les enseignements dotés d'une chaire celui de la médecine légale.

Anatomiste excellent, — il avait enseigné l'anatomie à Dijon et l'enseigna plus tard à Paris, — très intéressé d'autre part par la médecine légale, à laquelle il consacrait parfois quelques leçons didactiques, comme l'avait fait autrefois le célèbre Louis, il devait, plus que tout autre, sentir les défauts de la technique opératoire en usage de son temps et mieux que tout autre pouvait y substituer de nouvelles méthodes plus précises et plus rationnelles.

La technique de Chaussier se trouve dans son *Recueil de mémoires, consultations et rapports sur divers objets de médecine légale* publié en 1824; mais elle avait déjà paru dans la thèse de son élève Renard soutenue le 26 janvier 1814 à Paris (1).

(1) *Considérations médico-légales sur la manière de procéder à l'ouverture des cadavres et spécialement dans le cas de visites judiciaires.* Le mot *autopsie*, d'usage courant déjà, indignait Chaussier, grand réformateur de mots scientifiques et qui a bataillé contre presque tous les termes médicaux de son époque. « On a depuis peu, disait il page 1, proposé la dénomination de *ptomatopsie* pour substituer à ce mot d'*autopsie*, que l'ignorance et la prétention s'efforcent aujourd'hui à mettre à la mode en le détournant de sa véritable signification, de son acception primitive; mais la substitution proposée ne paraît ni plus heureuse, ni plus convenable ; en effet, d'après son étymologie, ce mot *ptomatopsie* signifie seulement *inspection, vue du cadavre*, mais la vue d'un cadavre n'en suppose point l'examen, et l'objet du médecin, de l'anatomiste ne se borne point à l'aspect, à la vue du cadavre, il doit faire l'ouverture du corps, examiner les viscères contenus dans les différentes cavités, rechercher dans toutes les parties les altérations diverses qui ont pu déterminer la mort. Ainsi ce mot nouveau, de même que celui d'*autopsie*, tel qu'on l'emploie aujourd'hui, doit être entièrement rejeté, puisque ni l'un ni l'autre n'expriment l'objet que l'on voudrait indiquer; d'ailleurs, est-il donc nécessaire de chercher dans le grec, de créer des mots nouveaux, tandis que notre langue nous fournit, pour cet objet, des expressions si claires, si précises, également consacrées par l'usage et adoptées par la raison. »

D'après les indications que donne Chaussier, la technique suivante était généralement usitée de son temps :

a. Ouverture de l'abdomen par une incision cruciale allant de l'appendice xiphoïde du sternum au pubis et d'un flanc à l'autre en passant au milieu de l'ombilic ;

b. Ouverture du thorax par une incision médiane sur le sternum prolongeant l'incision verticale abdominale ; dissection de la peau et des muscles sur la partie antérieure ; section des cartilages costaux près de leur extrémité osseuse ; renversement du sternum soit de bas en haut sur le cou et la face en luxant l'articulation sterno-claviculaire et en le fracturant en haut, soit de haut en bas ; ou bien encore, pour se donner plus de jour, fracture de chacune des côtes qu'on tord en la renversant en dehors et qu'on brise plus ou moins bas.

c. Pour l'ouverture de la tête, — le plus souvent négligée sous prétexte qu'elle est inutile, — incision cruciale des téguments craniens, dissection des quatre lambeaux et détachement des muscles temporaux, puis section du crâne circulairement à la scie, détachement de la calotte osseuse. « Dans ces derniers temps, quelques-uns, au lieu d'employer la scie pour l'ouverture du crâne, ont trouvé plus commode et plus expéditif de briser circulairement le crâne à coups de marteau, *et ce procédé est employé aujourd'hui par un grand nombre de jeunes gens.* »

d. « L'ouverture du *canal rachidien* ainsi que celle de la *bouche* sont si rarement faites qu'à peine trouve-t-on dans les livres quelques légères indications des procédés qui conviendraient pour ces objets. »

A cette technique défectueuse Chaussier substitua une technique méthodique qui a longtemps régné en France et dont les principes et les dispositions essentielles sont encore en usage sous une forme souvent à peine modifiée. Les principes directeurs que posait Chaussier étaient les suivants : ouvrir les cavités splanchniques largement de manière à découvrir les viscères *dans leur plus grande étendue et sans en altérer la forme, la situation actuelle,* tout en évitant de blesser les viscères et les grosses veines. Faire l'ouverture des trois cavités splanchniques ou principales du corps : « Ainsi, quoique l'on ait trouvé dans une de ces cavités des lésions qui paraissent être la cause de la mort, il est cependant nécessaire d'examiner les autres pour s'assurer *s'il n'y a pas, comme on l'a vu souvent, quelque altération morbide ancienne et profonde qui aurait ajouté à la violence extérieure et qui, même seule, eût pu suffire pour déterminer la mort.* »

Procéder dans l'ordre suivant : *rachis, tête, thorax,* et finir par *abdomen* et *organes génitaux.*

A ces principes généraux directeurs, Chaussier ajoute quelques conseils particuliers.

Une plaie sur le cadavre doit toujours être ménagée, et les incisions d'ouverture doivent passer à distance de cette plaie.

Les os ne doivent jamais être brisés ni les parties molles déchirées, mais divisées par une incision nette.

Le sang épanché dans une cavité splanchnique doit toujours être abstergé, recueilli et *mesuré* dans sa quantité avec soin ; il en est de même de tout épanchement anormal.

S'il y a soupçon d'un empoisonnement, il ne faut pas ouvrir l'estomac sur place, mais le détacher avec précaution du corps pour en recueillir le contenu.

Voici maintenant l'exposé de la *technique* même.

Chaussier, qui ne craint pas les précisions, détermine d'abord les instruments nécessaires à l'autopsie et en fait une description exacte.

L'examen judiciaire du corps comporte, en premier lieu, *l'examen extérieur.* Le médecin doit noter toute excoriation, toute plaie existante; il reconnaîtra dans les régions sur lesquelles le corps a été appuyé les *lividités* ou plaques brunâtres violacées superficielles, qui sont un effet de la stase du sang dans les vaisseaux capillaires de la peau, « mais qui sont souvent regardées par le peuple, les assistants, ou les ensevelisseurs, comme des marques de percussion ou de violence extérieure (1) ».

Il explorera les membres, mais, au lieu de se borner à une simple inspection, il devra, « pour s'assurer qu'il n'y a point quelque fracture ou luxation, parcourir avec la main toute l'étendue de la partie, la presser avec les doigts, lui imprimer différents mouvements »

La méthode des *crevés*, si importante dans l'examen judiciaire du corps, semble due à Chaussier; du moins est-elle expliquée et décrite par lui d'excellente façon : « Et quoiqu'il n'y ait à l'extérieur aucune apparence de violence, comme quelquefois un coup, une percussion produit une contusion profonde, une lacération des muscles qui sont couchés sur les os, ce qu'on observe principalement aux muscles qui sont recouverts d'une forte aponévrose, il faut pour s'en assurer faire à chacun des membres *une longue et profonde incision qui pénètre jusqu'à l'os* et que l'on dirige de manière à éviter les gros vaisseaux sanguins de la partie. »

Sans insister davantage sur l'examen extérieur dont le détail occupe de longues pages dans l'ouvrage de Chaussier, et nous contentant d'avoir indiqué les points les plus intéressants et originaux, nous abordons la technique de l'ouverture du cadavre.

Ouverture du canal rachidien — Chaussier indique qu'elle n'est pas souvent indispensable. Pour la pratiquer, coucher le corps sur la face antérieure ; soulever l'abdomen par quelques billots de bois, un sac rempli de foin, de paille, etc., ou placer le cadavre en travers sur la table, la tête et les membres inférieurs pendant en dehors. Inciser transversalement et profondément d'une apophyse mastoïde à l'autre, et longitudinalement sur la ligne médiane de l'occiput au sacrum ; détacher la peau et la masse des muscles

(1) La technique opératoire pour la distinction des lividités cadavériques et des épanchements sanguins est indiquée par Chaussier : « Il faut couper, dans l'endroit de ces lividités, une lame mince, de « l'épaisseur de la peau, pour s'assurer que cette couleur livide est « bornée à la superficie de la peau ».

et les renverser de chaque côté. La portion annulaire des vertèbres est ainsi découverte ; avec une scie que l'on appuie le plus près possible des apophyses transversales, on coupe successivement chaque anneau vertébral à droite et à gauche ; on détache alors et on enlève aisément en une seule fois la série des apophyses épineuses. Si l'ouverture pratiquée n'était pas suffisante pour bien découvrir la gaine méningienne, on l'agrandirait en coupant à l'aide du couteau mousse et du marteau toutes les portions saillantes des vertèbres. On ouvre alors la gaine rachidienne dans toute sa longueur.

Ouverture du crane. — On coupe les cheveux ; on fait sur le cuir chevelu une incision médiane longitudinale de la racine du nez à l'apophyse épineuse de la cinquième ou sixième vertèbre cervicale, une autre incision d'une oreille à l'autre; on dissèque les lambeaux cutanés, on les rabat, et on détache et rabat les muscles temporaux et aussi tous les muscles implantés sur l'occipital et sur la portion cervicale des premières vertèbres du cou

La calotte cranienne sera ensuite détachée circulairement à la scie; mais une opération préliminaire est nécessaire pour obtenir un bon résultat. Il faut faire sur le crâne avec la pointe d'un couteau une *trace légère* qui, du milieu du frontal, s'étende circulairement autour du crâne ; « alors on applique dans la direction de cette ligne *quatre couronnes de trépan* également distantes l'une de l'autre : deux sont placées au-devant, l'une à droite, l'autre à gauche, sur le bord frontal qui s'articule avec le pariétal ; les deux autres sont placées en arrière près l'angle mastoïdien de l'os pariétal. Lorsque, avec la couronne de trépan, on a détaché et enlevé une portion de l'os, on passe successivement par chacune de ces ouvertures la lame mince et flexible du *couteau mousse* ; on la glisse et la pousse dans différentes directions pour décoller la méninge ; on scie ensuite le crâne en suivant la ligne circulaire qui a d'abord été tracée... La calotte ou partie supérieure du crâne tombe, ou bien on l'enlève sans effort et sans altérer l'organe, soit avec les doigts, soit avec un levier ».

Il faut maintenant achever de découvrir le cerveau, mettre à nu le cervelet et rendre la base accessible à l'examen; à cet effet on va détacher par *une autre coupe la plus grande portion de l'os occipital* ainsi que la *portion spinale des cinq ou six premières vertèbres du cou* ».« Pour cela on trace de chaque côté du crâne, avec la pointe du couteau, une ligne qui, de l'angle mastoïdien des pariétaux, se dirige à la hauteur du condyle de l'occipital sur les parties latérales et un peu postérieures de l'atloïde et des autres vertèbres du cou ; on décolle ensuite la méninge avec le couteau mousse et flexible ; puis avec la scie qu'il faut conduire légèrement on suit la ligne oblique que l'on a tracée ; on achève s'il est nécessaire la coupe des os avec le coin, et l'on forme ainsi un segment osseux triangulaire dont le sommet obtus répond au trou occipital; et, en prolongeant la coupe sur la portion spinale des cinq ou six premières vertèbres du cou, on découvre la partie supérieure du cordon rachidien ».

A ce procédé général d'ouverture du crâne, il est des modifications commandées par l'existence d'une lésion existante soupçonnée dans une des moitiés du crâne ou de l'encéphale. On ne détache alors que la moitié de la calotte cranienne, *celle du côté sain*, de façon à avoir une ouverture assez grande pour enlever l'hémisphère du côté sain, et pour examiner ensuite dans sa position naturelle l'autre hémisphère, et reconnaître de façon précise l'étendue et le mode de son altération. La technique est la suivante : incision cruciale habituelle aux téguments du crâne ; dissection ; coupe semi-circulaire du crâne à la scie commençant au milieu du frontal pour se terminer vers le milieu de l'occipital ; puis, à la scie encore, coupe longitudinale (sagittale) médiane commençant au frontal pour se terminer à l'occipital ; détachement de la tranche osseuse (segment d'ovoïde) ainsi obtenue. Si la blessure est au front, on enlève par une méthode analogue la partie supérieure et postérieure du crâne afin de conserver dans son état toute la région frontale, etc. Mais, quelle que soit la variété de coupe, il faut toujours, avant de scier, appliquer à une distance convenable quelques couronnes de trépan.

La calotte cranienne détachée — et nous revenons ici au procédé général — on examine sa face interne, et aussi la face externe de la dure-mère. Puis on soulève la dure-mère, on y fait une ouverture et on « l'incise depuis la partie moyenne du front jusque près de la partie moyenne de l'occipital en suivant la coupe première qui avait été faite au crâne ; on fait aussi une seconde incision qui de la hauteur de l'oricule se prolonge en haut jusque *près* le sinus médian ».

On relève les lambeaux de la méninge ; on fend alors la dure-mère rachidienne mise à nu par la coupe ci-dessus jusque près de la base de division du sinus médian ou longitudinal; on fend ensuite la dure-mère cranienne de chaque côté suivant le trajet des sinus latéraux.

Pour examiner le cerveau, on écarte les hémisphères; on coupe l'extrémité de la faux à l'apophyse *crista galli* et on renverse ce repli du côté de l'occiput. On fait une coupe *transversale totale du cerveau* à la hauteur du corps calleux, puis de chaque côté une incision longitudinale pour pénétrer dans les ventricules latéraux ; on examine de même le troisième ventricule; puis, soulevant le cerveau, on examine les nerfs et vaisseaux de la base

On procède alors à l'examen du cervelet ; on incise la tente du cervelet ; on prolonge la coupe en traversant un des sinus latéraux et on découvre ainsi la plus grande partie du cervelet ; on en soulève les lobes, et, à l'aide d'une ou deux incisions longitudinales dans son tissu, on s'assure de son état. Enfin on examine le pont de Varole et ses pédoncules, puis la partie supérieure du bulbe.

Après l'ouverture du crâne vient celle du THORAX.

Chaussier conseille de faire *d'un seul coup l'ouverture du thorax et de l'abdomen.* Pour cela on fait une *grande incision de forme elliptique* commençant par une ligne courbe à la partie supérieure du sternum, un peu au-dessous des clavicules, se prolongeant de chaque côté sur le thorax pour arriver près de l'extrémité de la quatrième côte asternale et de ce point se continuant en ligne droite vers l'épine antéro-supérieure de l'os iliaque, puis gagnant les aines en se contournant et se terminant de chaque côté à la branche sus-pubienne. L'incision est tracée d'abord à la pointe du couteau; on l'approfondit ensuite, coupant tissu graisseux et muscles, et avec la scie manœuvrée de bas en haut on coupe successivement toutes les côtes, sauf la première et les deux dernières ; et d'un trait de scie enfin on divise transversalement le sternum.

On saisit alors les téguments à la partie supérieure du thorax, on les soulève et les attire en haut, et on détache le plastron thoracique du médiastin antérieur avec la pointe du couteau ; on coupe les attaches du diaphragme au plastron soulevé, le ligament ombilical du foie; puis, suivant la ligne tracée aux téguments, on coupe à droite et à gauche les parois musculeuses de l'abdomen : on obtient ainsi « un long et large lambeau elliptique, qui ne tient plus qu'au pubis par une de ses extrémités et que l'on renverse sur les pieds du cadavre ».

Les viscères thoraciques et abdominaux sont ainsi largement découverts et l'examen est facile dans toute leur étendue.

Quelque avantage qu'ait ce procédé pour les autopsies ordinaires, Chaussier conseille pour les autopsies médico-légales l'ouverture en *deux temps* : thorax d'abord, abdomen ensuite.

Pour ouvrir le thorax, faites une *incision longitudinale* de la partie supérieure du sternum à l'appendice xiphoïde, puis *deux incisions latérales*, l'une *supérieure* suivant la clavicule et se terminant à son extrémité externe, l'autre *inférieure*, allant de l'appendice xiphoïde à l'extrémité saillante de la quatrième côte asternale, en suivant le contour cartilagineux des côtes. On détache les lambeaux cutanés avec la graisse et les muscles ; on les renverse sur les côtés; on scie les côtes et le sternum comme ci-dessus; on soulève le sternum et on le renverse de haut en bas sur l'abdomen. On procède alors à l'examen des viscères thoraciques ; on considère l'état de la *plèvre* et des *poumons* ; on introduit sa main dans les cavités pleurales et on soulève les poumons, que l'on considère dans toutes leurs parties ainsi que le diaphragme. Après avoir soulevé le poumon gauche, on fait sur le médiastin postérieur une longue incision pour découvrir l'œsophage et l'*aorte* et en reconnaître l'état. On saisit une portion du péricarde, qu'on soulève, et on ouvre par une incision cruciale. On note l'état du cœur, dont on ouvre les diverses cavités.

Chaussier ne néglige pas les recommandations de détails utiles : «Avant d'introduire la main dans la cavité du thorax, il convient, dit-il, de couvrir le bord de la coupe des côtes par le pli d'une serviette, afin de ne pas s'excorier les doigts ; *petite précaution nécessaire pour le médecin surtout lorsqu'il fait l'ouverture d'un sujet mort depuis quelque temps ou atteint d'une maladie putride et contagieuse.* » Il met également en garde contre l'ouverture des grosses veines *thoraciques* lors de la section supérieure du thorax.

L'ouverture du thorax doit être quelque peu modifiée dans sa technique s'il y a une fracture de côtes, une plaie pénétrante de poitrine, etc. Voici le détail : mêmes incisions que ci-dessus, même détachement des lambeaux ; section des côtes du seul côté sain avec la scie obliquement de la deuxième à la huitième ; puis section *près du sternum* des cartilages costaux de la deuxième à la septième côte : on a ainsi un large fragment qu'on détache en haut et renverse du côté de l'abdomen. On procède alors à l'examen unilatéral du thorax par la *fenêtre* qu'on a ainsi ouverte. Ceci fait, on procède de même façon pour l'autre côté du thorax, que l'on examine par une deuxième fenêtre. Enfin on donne un trait de scie sur le sternum à sa partie supérieure et on le renverse sur l'abdomen.

OUVERTURE DE LA BOUCHE, DU LARYNX ET DE LA TRACHÉE

ARTÈRE. — La nécessité d'examiner soigneusement ces cavités n'avait pas échappé aux médecins, mais les procédés employés, s'il faut en croire Chaussier, étaient assez grossiers. « Quelques-uns, pour cet objet, fendent la bouche jusqu'aux oreilles, coupent l'épaisseur des joues, dépouillent les branches de l'os maxillaire des muscles qui l'entourent, puis le luxent en avant, l'arrachent et le séparent en le coupant de tous côtés pour parvenir jusqu'au pharynx. »

Le procédé de Chaussier est beaucoup plus élégant. Incision longitudinale divisant l'épaisseur de la lèvre inférieure et s'étendant jusqu'au sommet du sternum ; autre incision suivant le contour de la base du maxillaire inférieur ; dissection des lambeaux de façon à mettre bien à nu la région antérieure du cou ; section du maxillaire à la scie sur la ligne médiane; écartement des deux branches par la section de toutes les parties adhérentes à la face interne de l'os. On abaisse la langue, on découvre l'isthme du gosier, on sectionne les piliers du voile du palais et l'on examine aisément alors le pharynx. En prolongeant l'incision en bas et sur les côtés, on met à nu l'œsophage, et on le suit s'il est nécessaire jusqu'au diaphragme, ce qui est aisé, puisque le thorax a déjà été ouvert.

Pour examiner le canal aérien, disséquer et enlever le corps thyroïde ; ouvrir la trachée et le larynx de bas en haut jusqu'à l'os hyoïde.

Pour bien voir les bronches, couper de chaque côté d'un trait de scie la clavicule et la première côte, qui étaient demeurées en place dans l'ouverture du thorax ; enlever les pièces sectionnées et la portion restante du sternum, et prolonger l'incision de la trachée-artère jusqu'au tissu pulmonaire.

OUVERTURE DE L'ABDOMEN. — Si l'abdomen n'a pas été ouvert d'un seul coup avec le thorax, mais si au contraire le thorax a été ouvert isolément, il reste à ouvrir séparément l'abdomen. A cet effet, prolonger verticalement de chaque côté l'incision thoracique, qui avait été arrêtée près de l'extrémité de la quatrième côte asternale jusqu'à la crête de l'ilium et la continuer en ligne courbe un peu au-dessus des aines jusqu'à la branche sus-pubienne, où on la termine. Détacher le diaphragme du segment sternal thoracique; puis à droite et à gauche couper l'épaisseur des parois musculeuses de l'abdomen ainsi que le cordon ombilical du foie, et enfin renverser ce grand lambeau sur l'abdomen de façon à apercevoir toute la cavité abdominale.

On jette un coup d'œil d'ensemble sur les viscères abdominaux et on procède ensuite à leur examen détaillé, en commençant par les viscères épigastriques. Pour les dégager du diaphragme, sectionner obliquement celui-ci de son bord antérieur vers le cardia ; relever le bord costal du foie pour en voir la face concave, la vésicule biliaire et découvrir une partie de l'estomac. Déprimer l'estomac et le porter à droite pour apercevoir la rate ; sectionner transversalement l'épiploon de façon à apercevoir la face postérieure de l'estomac, le pancréas et le début du duodénum. Soulever l'arc du côlon, le renverser en haut, inciser le méso-côlon transversalement pour découvrir le duodénum. Examiner alors circonvolution à circonvolution tout le canal intestinal, et renverser le paquet intestinal à droite; examiner le mésentère et l'inciser longitudinalement pour reconnaitre l'état des gros vaisseaux situés sur la colonne lombaire. Enfin, examiner les capsules surrénales, les reins, les uretères, la vessie et les organes génitaux internes et externes.

S'il y a soupçon *d'empoisonnement*, il faut procéder de façon spéciale à l'examen du canal intestinal et au prélèvement de son contenu. Ligaturer doublement l'œsophage, le rectum, le hile du foie ; couper entre les ligatures et enlever avec précaution l'œsophage, l'estomac et la masse intestinale, que l'on place sur un drap propre plié en double. Absterger la surface ; ouvrir l'œsophage et l'estomac, recueillir dans un vase de verre ou de faïence les liquides ou substances qui s'y trouvent; procéder de même au regard de l'intestin, en recueillant son contenu dans des vases distincts. Enfin laver la cavité de ces viscères avec de l'eau distillée et conserver séparément cette liqueur de lavage.

EXAMEN PARTICULIER DE LA VESSIE ET DES ORGANES INTERNES DE LA GÉNÉRATION. — Pour bien voir ces organes, Chaussier imagine une ingénieuse disposition. Écarter les cuisses du cadavre, faire de chaque côté des parties externes sexuelles une incision longitudinale allant de la branche horizontale du pubis un peu au delà de l'ischion, en passant sur le milieu du trou sus-pubien ; couper nettement jusqu'à l'os ; puis sectionner à la scie la branche du pubis et de l'ischion. Toute la partie moyenne et antérieure du bassin est alors mobile et se renverse facilement en bas, laissant ainsi une *ouverture* qui permet de parcourir toute l'étendue de la cavité pelvienne et découvre chez l'homme la vessie, la prostate, le rectum, les vésicules spermatiques. Chez la femme, on rejette la vessie de côté, et on découvre l'utérus et ses annexes ; puis, par une incision longitudinale sur le vagin, on reconnaît l'état de ce canal et de l'orifice utérin.

Chaussier ne s'est pas contenté de donner la technique de l'autopsie de l'*adulte*, il a cherché à réglementer aussi celle du nouveau-né, dont l'importance est capitale en médecine légale.

Mais les indications données par lui sont encore rudimentaires et n'ont ni l'ampleur ni la sûreté de celles qui concernent l'adulte et que nous venons d'analyser. Il est inutile d'en donner ici un aperçu (1).

(1) Chaussier avait été vivement frappé du peu de valeur de la majorité des rapports médico-légaux établis au temps passé et par ses contemporains même. Dans son discours de 1789 à l'Académie de Dijon, il écrivait ces lignes qui n'ont malheureusement rien perdu de leur actualité : « La loi n'a encore fixé aucune règle précise à suivre dans la visite, dans la rédaction des rapports... »

Et pourtant pour un « objet aussi important qu'un rapport chirur-« gical, dans un cas où la justice attend tout des lumières, de la pru-« dence, de l'attention d'un homme, il convient d'établir des règles « si précises qu'il soit en quelque sorte impossible à l'expert d'abuser « de la confiance ; il convient de prendre des précautions telles que, « dans tous les temps, on puisse reconnaître l'erreur de l'expert et « remonter à sa cause (*a*) ».

Et ailleurs : « Il est également nécessaire qu'il soit arrêté une

(*a*) Ce sont ces lignes de Chaussier qui ont servi en quelque sorte de préface à l'excellent guide des experts que M. le professeur Lacassagne a donné sous le titre de *Vade-mecum*.

La technique de Chaussier était celle d'un grand anatomiste et d'un médecin expert avisé. Elle est irréprochable dans ses principes conducteurs : *ouvrir largement les cavités splanchniques sans altérer les organes, sans modifier leurs rapports; examiner les organes en place et dans un ordre méthodique.*

Avec des modifications de détail nécessaires pour rectifier ce que le mode d'ouverture a parfois de trop complexe et pour parer aux lacunes de l'examen même des viscères, elle ferait aujourd'hui encore excellente figure, et nous la retrouverons essentiellement dans l'exposé que nous ferons de la technique que nous avons adoptée à la Morgue. On peut dire d'elle qu'elle a complètement dominé la pratique des grands médecins légistes français du début du XIXe siècle et qu'elle est l'inspiratrice principale de la technique adoptée par l'École de Paris ; elle semble aussi avoir quelque peu inspiré, à leur insu sans doute, certaines des meilleures techniques étrangères.

« formule générale pour la rédaction des rapports, afin que les différents objets ne soient pas confondus, *que les faits soient toujours* « *distincts de l'opinion et de la conclusion de l'expert.* »

Le rapport médico-légal doit comprendre trois parties distinctes : la *première partie* n'est qu'un *protocole* ou *formule d'usage*, un *préliminaire commun.* C'est l'énoncé des titres et qualités de l'expert, du jour et heure de l'opération, de l'autorité qui l'a requis, etc. C'est aussi un énoncé sommaire de l'état extérieur dans lequel on a trouvé le sujet, des objets qui l'environnaient, enfin des circonstances accidentelles ou accessoires recueillies par l'expert.

La *seconde partie* est le *visum* et *repertum* des anciens : c'est la description de l'état du sujet, des diverses altérations ou lésions qu'on y a rencontrées : âge ; date probable de la mort ; lividités, épanchements, infiltration *d'origine cadavérique* ; stature, conformation, particularités distinctives *si le sujet est inconnu* ; lésions externes ; état des organes splanchniques avec l'indication exacte de la façon dont on a procédé à l'ouverture des cavités. « Comme il ne s'agit que *d'exposer,* « *de décrire ce qu'on a vu, ce qu'on a reconnu, comment on s'en est* « *assuré,* cette seconde partie du rapport présente peu de difficultés ; « il faut seulement *de l'ordre, de la clarté, de la précision,* éviter avec « soin toutes les expressions équivoques... *ne rien dire de superflu, ne* « *rien omettre de ce qui est utile.* »

La *troisième partie* « doit présenter le résultat de la visite, c'est-à-« dire les *conclusions ou conséquences directes que l'on peut et que* « *l'on doit déduire* de l'exposition, de la description des circonstances « observées... »

Orfila, dans son *Traité de médecine légale*, a consacré un article de quelques pages à l'autopsie médico-légale (t. II, p. 54 à 70, 3e éd., 1836). C'est la technique de Chaussier qu'il adopte pleinement, sauf quelques modifications de détail.

Dans l'ouverture du *crâne*, il condamne l'usage du marteau et conseille l'emploi de la scie, qu'il faut conduire suivant une ligne circulaire passant un peu au-dessus des arcades sourcilières, de la racine des arcades zygomatiques et de la protubérance externe de l'occipital : c'est la ligne de Chaussier. Mais Orfila abandonne les couronnes de trépan de Chaussier.

C'est encore par le procédé de Chaussier qu'il conseille de découvrir le cervelet : après enlèvement de la calotte cranienne, deux traits de scie sont dirigés obliquement de chacune des régions mastoïdiennes vers l'occipital et détachent le segment triangulaire osseux qui cachait le cervelet.

Pour le *rachis*, rien de nouveau, si ce n'est qu'Orfila conseille pour la section des arcs vertébraux l'usage d'une double scie, convexe sur chaque tranchant, montée sur un manche unique. Les deux lames peuvent s'écarter l'une de l'autre ou se rapprocher ; chacune d'elles est fixée sur une lame mousse que les dents de la scie ne dépassent que de la largeur convenable pour pénétrer seulement toute l'épaisseur des lames vertébrales, afin de ne pas intéresser la moelle ou ses membranes ; deux ou trois minutes suffisent pour ouvrir complètement le canal vertébral dans toute sa longueur. On incise alors la méninge, etc.

Orfila conseille, dans le cas de blessures au crâne, les mêmes modifications au procédé ci-dessus que Chaussier, c'est-à-dire hémisection du crâne du côté sain, etc.

Pour l'ouverture du *thorax* et de l'*abdomen*, c'est le procédé d'ouverture en un temps de Chaussier qu'adopte Orfila : incision allant de la partie moyenne et supérieure du sternum jusqu'au pubis en passant par la partie moyenne des côtes et par l'épine antérieure et supérieure de l'os iliaque; section de toutes les côtes à la scie, excepté la première ; section transversale à la scie de la partie supérieure du sternum et renversement de haut en bas du plastron thoraco-abdominal sur les cuisses en le libérant de toutes ses attaches : diaphragme, ligament suspenseur du foie, faux de la vessie ombilicale, etc., muscles abdominaux latéraux.

La lésion d'un côté du thorax commande la modification indiquée par Chaussier.

L'ouverture du pharynx et de la trachée-artère, celle du bassin sont conseillées d'après la méthode de Chaussier.

Pour l'autopsie du *nouveau-né*, Orfila n'innove en rien et reproduit les indications sommaires de la technique de Chaussier.

DEVERGIE (édition de 1852) a consacré un court mais fort substantiel chapitre de sa *Médecine légale théorique et pratique* (t. III, p. 159 et suiv.) à l'ouverture judiciaire des corps. C'est encore la méthode de Chaussier qui l'inspire, bien qu'il y introduise de nombreuses et importantes modifications de détail.

Il conseille l'ordre suivant : tête, cou, poitrine, abdomen, membres et rachis.

TÊTE. — Couper les cheveux ou mieux les raser ; incision cruciale du cuir chevelu, avec renversement des quatre lambeaux. Décollement et enlèvement du périoste.

Devergie juge inutile et longue l'application des couronnes de trépan de Chaussier et aussi sa méthode d'ouverture du crâne en deux temps, calotte d'abord, puis, segment triangulaire postérieur découvrant le cervelet et la partie supérieure du prolongement rachidien.

Il pratique simplement la section circulaire à la scie de la calotte cranienne, mais proscrit à son tour absolument le marteau.

Puis incision de la dure-mère d'avant en arrière de chaque côté du sinus longitudinal supérieur et découverte de la surface du cerveau ; section au ciseau entre les hémisphères de la faux du cerveau à son insertion sur l'apophyse *crista galli* et rejet en arrière de ce lambeau.

Devergie préconise vivement la technique de l'examen du cerveau *en place*, que Chaussier avait déjà adoptée. « Quelques personnes, au lieu de voir le cerveau en place, enlèvent la totalité de la masse cérébrale pour l'examiner hors du crâne. C'est une *méthode vicieuse*, etc... » La méthode d'examen en place du cerveau consiste en sections successives pratiquées *horizontalement* dans son épaisseur, que l'on poursuit jusqu'à la base du crâne, laissant intact le cervelet ; on coupe la tente du cervelet et on examine la protubérance et le cervelet jusqu'au cordon rachidien.

Face, cou, poitrine. — Pour examiner ces parties, quatre groupes d'incisions sont nécessaires : 1° deux sections qui partent de chaque commissure des lèvres et s'étendent jusqu'au conduit auditif ; 2° une section divisant la lèvre inférieure et se prolongeant jusqu'au sternum ; 3° une incision longeant toute l'étendue des clavicules et venant couper la précédente à angle droit à sa partie inférieure ; 4° deux incisions qui de chaque côté partent du point de jonction du tiers interne de chaque clavicule avec les deux tiers externes et se rendent obliquement en dehors à la base de la poitrine, vers l'extrémité antérieure de la quatrième fausse côte. Au total trois lambeaux : deux lambeaux supérieurs latéraux de la face et du cou, et un lambeau inférieur thoracique, triangulaire, à base inférieure. On dissèque les deux premiers lambeaux mettant à nu le maxillaire inférieur et les muscles du cou ; on dissèque la peau du lambeau thoracique, et on la renverse sur l'abdomen. On scie le maxillaire inférieur à sa partie médiane, et on examine la bouche et la langue ; on détache de bas en haut les muscles du cou, mettant à nu ainsi trachée-artère, larynx et vaisseaux. On scie au tiers interne chacune des clavicules et chacune des côtes dans la direction de l'incision faite aux parties molles, et on renverse en bas sur l'abdomen le lambeau ainsi détaché et comprenant le sternum, les deux portions de clavicule et le tiers interne des côtes qui ont été coupées.

L'examen des organes thoraciques qu'on embrasse d'un

coup d'œil va se faire *en place*. Après avoir noté l'aspect extérieur des viscères, on ouvre le péricarde ; on laisse le cœur *en place* ; on fend ses cavités droites d'abord, puis ses cavités gauches, au moyen de *deux sections parallèles à leur axe* ; on soulève alors le cœur et on le sépare des gros vaisseaux de la base. Disséquer la trachée-artère jusqu'aux bronches et un peu au delà ; fendre le larynx au milieu en avant, puis la trachée-artère et ses divisions ; enfin couper « *en divers* points le tissu pulmonaire pour l'observer tant en avant qu'en arrière, à son sommet et à sa base ».

ABDOMEN. — Ayant *refermé la poitrine* en rejetant en haut le lambeau thoracique, on sectionne les parois abdominales dans toute leur circonférence inférieure en longeant les épines iliaques antéro-supérieures, les crêtes des os iliaques et les branches du pubis ; on relève ce lambeau, qui comprend toute la paroi antérieure de l'abdomen, conservant ainsi le diaphragme dans son intégrité et empêchant toute communication entre la cavité thoracique et l'abdominale, ce qui prévient le passage des épanchements de l'une dans l'autre. On examine alors les divers organes abdominaux, dit Devergie, qui indique seulement l'ordre d'examen, mais ne précise pas la technique de l'examen.

L'examen des *organes de la génération* se fait par la méthode connue déjà : section des branches horizontales du pubis et des branches ascendantes de l'ischion, etc.

Aux *membres* il faut faire des *incisions profondes* pour rechercher les altérations profondes.

Pour le *rachis*, après avoir aussi incisé profondément les téguments et les parties molles du dos comme aux membres, on procède d'après la technique connue. La section des lames postérieures des vertèbres se fait soit à l'aide d'un trait de scie courbe, soit avec un rachitome ou une scie à deux lames, etc

Nous arrêterons ici, avec l'exposé de la technique de Devergie, la partie historique de notre travail.

II

LA TECHNIQUE DES AUTOPSIES AU XIXe SIÈCLE A L'ÉTRANGER ET EN PARTICULIER EN ALLEMAGNE.

L'examen judiciaire régulier des cadavres a pris naissance en Allemagne dès 1532, avec la Constitution Caroline, dont l'article 149 porte « qu'avant l'inhumation d'un individu mort à la suite d'un acte de violences quelconques le cadavre sera sérieusement examiné par des chirurgiens, pour qu'ils en fassent le rapport (1) ».

Et nombreux furent les auteurs qui, aux XVIIe et XVIIIe siècles, traitèrent de l'autopsie cadavérique. Marc (*loc. cit.*) indique comme tels : Tenzel en 1723, Platz en 1727, Conradi en 1737, Hebenstreit en 1741, Vizel en 1748, Hommel en 1749, Seger en 1769, Ackermann en 1801, Kraus en 1804. Marc lui-même, en 1808, donna avec notes et commentaires personnels la traduction d'un Manuel alors classique en Allemagne, celui de Roose (2).

De très bonne heure, dans les pays allemands, l'usage s'introduisit de donner aux médecins chargés par la justice de pratiquer les ouvertures de cadavres des règles concernant le *manuel opératoire d'autopsie*, l'*observation exacte des lésions* et la *rédaction des rapports*.

Dès 1844, en Prusse parut un de ces règlements. Il a été depuis lors bien des fois remanié et modifié de façon

(1) Tourdes, art. : AUTOPSIE du *Dict. encycl.*, p. 418.

(2) Orfila a donné en annexe à son article sur l'ouverture des cadavres une bibliographie étendue des ouvrages publiés sur l'autopsie en Allemagne et en France aux XVIIe et XVIIIe siècles et au début du XIXe. La littérature allemande moderne est riche aussi en excellents ouvrages sur la technique des autopsies. Nous citerons seulement, outre le célèbre opuscule de Virchow : Orth, *Pathologische-anatomische Diagnostik*, etc., 5e édit., 1894 : Nauwerck, *Sectionstechnick für Studirente und Aertze*, Iéna, 3e édit., 1899 ; O. Busse, *Das Obduktionsprotokoll*, 3e édit., Berlin, 1906.

à être tenu autant que possible au courant des progrès de la technique opératoire et de la science tant anatomo-pathologique que médico-légale.

L'édition française de l'ouvrage de Casper (Paris, 1862) reproduit le texte du règlement arrêté en 1858 par la députation royale scientifique.

Le règlement paru en 1875 mérite une mention spéciale : il a eu pour inspirateur principal Virchow et est tout imprégné de la technique et des idées scientifiques de l'illustre anatomo-pathologiste, telles qu'on les trouve exposées dans l'admirable opuscule qui porte le titre de *Sectionstecknik* (Berlin, 4e édit., 1893). Il a régné pendant trente ans en Prusse et a été modifié seulement en 1905. Virchow lui-même avait reconnu la nécessité de cette modification. Le Pr Strassmann (de Berlin) a coopéré activement au remaniement et l'a commenté dans un article du *Vierteljahrschrift*, 1905, t. XXIX, p. 365.

Nous donnons ci-dessous la traduction complète de la plus grande partie de ce règlement.

Comme la Prusse, les autres pays de l'empire allemand possèdent un règlement officiel d'autopsie judiciaire. Nous citerons, d'après l'ouvrage de Nauwerck qui les reproduit, les règlements pour la Bavière, 1880-1897 ; pour la Saxe ; pour le Würtemberg (1885) ; pour le Grand Duché de Bade (1883) ; pour Saxe-Weimar-Eisenach (1890).

L'empire d'Autriche a, dès 1855, édicté un règlement des plus complets qui ne comprend pas moins de 137 articles. C'est, on peut le dire, un code complet d'examen et d'ouverture judiciaire des cadavres : chacune des opérations possibles y est décrite dans son manuel opératoire précis ; chacune des lésions que le médecin peut recontrer y est indiquée avec la façon d'en faire une constatation exacte et de rapporter cette constatation dans le protocole, etc. Il n'est pas jusqu'à la façon technique d'établir le protocole, le papier sur lequel il doit être rédigé, la manière même dont il doit être signé par les opérateurs et les autorités judiciaires qui ne soient précisés. Sans doute, cette minutie paraît parfois un peu puérile, mais on ne saurait nier qu'un tel document ait rendu les plus grands services et que le médecin novice, pris ainsi en quelque sorte par la main et conduit dans la voie droite, trouvant pour chaque cas embarrassant une indication nette, n'ait en somme à s'applaudir de disposer d'un pareil document.

Les divers règlements officiels allemands contemporains ont beaucoup de points de ressemblance, encore qu'on y rencontre dans le détail d'importantes nuances différentielles. Pour donner au lecteur français une idée de ces intéressants documents, nous avons choisi, pour une analyse détaillée et une reproduction partielle étendue, le plus récent, c'est-à-dire le RÈGLEMENT PRUSSIEN du 4 janvier 1905.

Ce règlement porte le titre de *Prescriptions relatives à la conduite des médecins experts dans l'examen judiciaire des cadavres humains.* Il se divise en trois parties : I. Prescriptions générales ; II. Ouverture du cadavre ; III. Rédaction du protocole d'ouverture du cadavre et du rapport.

La deuxième partie est celle qui a essentiellement trait à notre sujet ; de la première et de la troisième, nous extrairons seulement quelques alinéas qui ne sont pas sans intérêt pour la connaissance de la pratique de la médecine légale en Prusse, et qui nous montrent une organisation très disciplinée, où quelques exemples seraient bons à prendre.

I. — Prescriptions générales de l'article 1 à l'article 8.

L'autopsie judiciaire est pratiquée en Prusse par *deux* médecins, parmi lesquels doit toujours se trouver un médecin expert et en *présence du juge.*

L'un des médecins a la préséance sur l'autre : c'est à lui de décider lorsque quelque doute s'élève sur l'exécution technique de l'opération, le deuxième médecin ayant toujours, d'ailleurs, le droit de consigner dans le protocole son opinion divergente.

Lorsqu'une exhumation est ordonnée, l'un au moins des médecins qui fera l'autopsie du cadavre exhumé doit y assister avec le juge. S'il y a soupçon d'empoisonnement, il faut prélever la pièce médiane de la partie inférieure du cercueil et la garder; il faut également prélever des échantillons de terre au-dessous et aux côtés du cercueil, ainsi qu'à une certaine distance, et les conserver dans un vase de porcelaine ou de verre pour l'examen chimique.

Le règlement détermine (alinéa 5) les instruments dont doivent disposer les opérateurs.

II. — Ouverture du cadavre.

Voici la traduction textuelle de cette importante partie, à l'exception des deux articles 9 et 10 d'intérêt secondaire.

Dans l'article 9 cependant, se trouve cette importante remarque que les prescriptions du présent règlement ne sont pas à suivre aveuglément, sans discernement, qu'elles ne représentent qu'un fil conducteur et que, suivant les exigences du cas d'espèce, il est permis de s'en écarter.

Cependant les experts sont tenus de mentionner dans le protocole toute infraction importante au règlement.

§ **11.** — L'autopsie médico-légale comprend deux temps principaux :

A. Examen extérieur ;

B. Examen interne (autopsie proprement dite).

§ 12. — Dans l'examen extérieur du cadavre, il faut considérer tout d'abord l'état général du corps, puis l'état de chaque partie isolément.

On notera donc les particularités suivantes :

1° Age, sexe, taille, constitution du corps, état général de la nutrition, modifications pathologiques ou anomalies pouvant exister (ulcères des jambes, cicatrices, nævus, tatouages, membres absents ou supplémentaires) ;

2° Signes de la mort et signes de la putréfaction.

Il faut d'abord décrire les souillures présentes sur le cadavre, telles que taches de sang, de matière fécale, de pus, etc. A l'occasion, il faut en faire l'examen avec la loupe ou le microscope et, cela fait, il faut les faire disparaître de la surface du cadavre par le lavage.

On note ensuite l'absence ou la présence de la rigidité cadavérique, la couleur générale de la peau du cadavre, les colorations ou décolorations anormales produites par la putréfaction sur les diverses parties du corps et leur degré ; la couleur, le mode, la situation, l'étendue des taches cadavériques.

Les lividités cadavériques sont à inciser lorsqu'il y a hésitation possible sur leur nature et sur le diagnostic avec des ecchymoses.

Les points suivants de détail sont à établir :

1° Lorsqu'il s'agit du cadavre d'un inconnu : la couleur et les autres caractères du système pileux (cheveux et barbe) ainsi que la couleur des yeux ;

2° La présence de corps étrangers dans les ouvertures naturelles du corps. L'état de la dentition ; l'état et la position de la langue.

Si des liquides sortent des cavités buccale et nasale, il faut en indiquer la couleur et l'odeur, et s'il y a soupçon d'empoisonnement, il faut en essayer la réaction.

3° Il faut ensuite procéder à l'examen des parties suivantes : Le cou, la poitrine, l'abdomen, la surface du dos, l'anus, les parties génitales externes et enfin les membres.

S'il se trouve en quelque partie du corps une blessure, il faut en indiquer la forme, la situation et la direction par rapport à des points fixes du corps, et il faut en exprimer la longueur et la largeur en chiffres.

En règle générale, il faut éviter de sonder les plaies lorsque l'on procède à l'examen externe, car la profondeur des parties blessées se déduit aisément de l'examen ultérieur plus complet. Si les opérateurs tiennent pour nécessaire l'introduction d'une sonde, ils ne doivent la pratiquer qu'avec la plus grande prudence, et ils seront tenus de mentionner les raisons de leur manière d'agir dans le protocole.

En cas de plaie, il faut établir l'état des bords et l'état du voisinage. Les incisions dans le cas de plaie cutanée ne doivent se faire qu'à son pourtour, au niveau des parties non intéressées par la plaie. On pratiquera dans ces parties voisines, en ayant soin de ménager la plaie cutanée, des incisions superficielles de façon à partager la peau en tranches isolées, rapprochées les unes des autres à la façon des feuillets d'un livre, et on pourra ainsi établir, sans changer l'aspect de la blessure cutanée, l'étendue et le degré des lésions des parties molles.

Dans le cas de blessure par coup de feu, il faut porter spécialement son attention sur les incrustations de poudre et la brûlure des poils, et, dans les cas douteux, il faut pratiquer un examen microscopique des poils. Il en faut faire autant dans le cas où le diagnostic est à établir entre une brûlure par la flamme et une brûlure par l'eau bouillante.

Dans des cas d'importance spéciale, il est recommandé de faire une photographie, ou tout au moins un dessin, des blessures existantes ou de toutes autres lésions notables.

Lorsqu'il existe sur le cadavre des blessures ou des lésions n'ayant, de toute évidence, aucun rapport avec la mort, par exemple des traces de tentatives de rappel à la vie, des morsures d'animaux, etc., les experts pourront se borner à une description sommaire de ces lésions.

§ 13. — Pour l'examen interne, il faut ouvrir les trois cavités principales du corps : tête, poitrine et ventre. Dans tous les cas où l'on a quelque raison d'espérer un résultat important de l'ouverture du canal rachidien ou de l'ouverture de telle ou telle articulation, il faut procéder à cette opération.

S'il existe un soupçon précis de telle ou telle cause de mort, il faut commencer l'opération par l'ouverture de la cavité où doivent se rencontrer les altérations pathologiques principales. Dans le cas contraire, il faut suivre l'ordre ci-après : tête, poitrine, et en dernier lieu abdomen.

Il faut tout d'abord, dans chacune des cavités, préciser la situation des organes, puis la couleur et l'état des surfaces, et enfin indiquer la présence de tout contenu pathologique, en particulier des corps étrangers, des gaz, des liquides ou des caillots. Les liquides et les caillots doivent être mesurés ou pesés. Enfin il y a lieu d'examiner extérieurement et intérieurement chaque organe isolé. Lorsqu'il existe des modifications apparentes de dimensions des organes, il faut, dans chaque cas, préciser la modification soit par la mensuration, soit par la pesée.

§ 14. — Pour faire l'ouverture de la cavité cranienne, il faut — sauf lorsqu'il existe quelque blessure que le couteau doit ménager et dont l'existence commande un autre procédé — faire une incision d'une oreille à l'autre, en passant sur le sommet du crâne, disséquer les parties molles et les rejeter en avant et en arrière.

On examine l'état des parties molles ainsi que celui du péricrâne ; on enlève le péricrâne, on examine la surface externe de l'os ; puis, par un trait circulaire fait à la scie, on détache la calotte cranienne. On note alors l'état de la surface de la coupe osseuse ainsi que celui de l'intérieur de la voûte cranienne.

Examiner ensuite la surface externe de la dure-mère ; ouvrir le sinus longitudinal, déterminer son contenu ; inciser la dure-mère d'un côté, la rabattre, examiner sa surface interne ainsi que l'état des méninges que l'on a sous les yeux. Inciser alors la dure-mère de l'autre côté, détacher la faux du cerveau à son point d'insertion antérieur, et rabattre la dure-mère en ayant soin de noter l'état des veines qui viennent s'aboucher dans le sinus longitudinal avant de les couper. Enlever alors le cerveau suivant les règles habituelles et déterminer immédiatement s'il existe à la base du cerveau un contenu pathologique. On précisera ensuite l'état de l'arachnoïde et de la pie-mère à la base du cerveau et aux parties latérales et en particulier dans les sillons latéraux (scissure de Sylvius), ainsi que l'état des gros troncs artériels et des nerfs avant de les sectionner.

Il faut alors examiner la dimension et la configuration du cerveau, soit dans son entier, soit dans ses parties diverses et dans ses circonvolutions, et faire une série de coupes méthodiques qui porteront en particulier sur les hémisphères, les masses ganglionnaires (couche optique et corps strié), les tubercules quadrijumeaux, le cervelet, la protubérance et la moelle allongée, en ayant soin de noter la couleur, le degré de plénitude des vaisseaux, la consistance et la structure de ces parties.

Il faut noter de façon toute spéciale les dimensions et le contenu des diverses cavités cérébrales ainsi que l'état et la richesse vasculaire des plexus choroïdiens. On notera aussi la présence éventuelle de caillots hors des vaisseaux.

Pour terminer, on examine la dure-mère à la base du crâne ; on ouvre et on examine les sinus dure-mériens, leur contenu, et enfin, après avoir enlevé la dure-mère, on pratique l'examen des os de la base du crâne et des parties latérales.

§ 15. — S'il y a nécessité de pratiquer l'examen des parties internes de la face, d'examiner la glande parotide, l'oreille et les cavités pharyngo-nasales, on prolonge de chaque côté en ligne courbe jusqu'au bord supérieur du sternum l'incision faite antérieurement aux téguments craniens derrière l'oreille, et l'on dissèque la peau en haut et en avant. Dans ces cas, l'incision que l'on aura à faire plus tard pour examiner la poitrine et la cavité abdominale commencera non pas au menton, mais au point de réunion des deux incisions cervicales que nous venons d'indiquer, c'est-à-dire à la partie supérieure du sternum.

La façon la plus simple d'examiner l'oreille interne et en particulier la caisse du tympan est d'enlever à l'aide de quelques coups de ciseaux la moitié latérale de la surface supérieure du rocher. On peut encore détacher à la scie tout le rocher avec une partie de l'écaille du temporal et ouvrir la cavité tympanale par un trait de scie dirigé perpendiculairement du bord postérieur du conduit auditif externe vers le bord antérieur (interne) du conduit auditif interne.

Pour aborder la cavité nasale et les cavités accessoires, le moyen le plus simple est de scier la base osseuse du crâne suivant son diamètre sagittal et d'écarter les deux moitiés l'une de l'autre. On peut encore enlever à la scie un morceau de la surface de la base du crâne avec les cloisons nasales et les cornets, etc...

S'il y a lieu de procéder à l'examen interne d'un œil, on peut énucléer le globe oculaire en totalité de la cavité orbitaire et l'ouvrir par une incision, suivant l'axe équatorial. On peut encore se contenter, la base du crâne étant mise à découvert, d'enlever les parois orbitaires et de détacher la moitié postérieure du globe oculaire.

§ 16. — L'ouverture du canal rachidien, qui peut tout aussi bien être faite avant celle de la cavité cranienne, s'opère en règle par le côté postérieur. On incise la peau et le tissu cellulaire sur les apophyses épineuses, puis on dissèque les muscles de chaque côté des apophyses épineuses et des arcs vertébraux. Il faut noter soigneusement la présence éventuelle d'hémorragies, de déchirures, ou de toutes autres altérations pathologiques de la région et surtout des fractures osseuses.

On détache et on enlève alors au ciseau ou avec un instrument spécial (rachitome), en opérant suivant l'axe longitudinal, l'apophyse épineuse et la partie adjacente de l'arc vertébral de chaque vertèbre. On note l'état de la surface externe de la dure-mère rachidienne ainsi mise à nu ; on l'ouvre avec précaution par une incision longitudinale ; on voit immédiatement s'il n'existe pas un contenu anormal et en particulier du sang épanché, et l'on note la couleur, l'aspect et l'état général des parties postérieures de la pie-mère rachidienne ainsi que de la moelle, en même temps que, par une application légère du doigt sur le cordon médullaire, on éprouve le degré de sa résistance.

On saisit alors la dure-mère au-dessous de la terminaison de la moelle ; on l'incise transversalement et on l'attire avec le cordon médullaire hors du canal vertébral, en prenant soin d'inciser les racines nerveuses à la partie externe de la dure-mère. Au cours de cette manœuvre, il faut noter avec soin si, entre la dure-mère et les vertèbres, il n'existe point d'épanchement sanguin ou quelque corps étranger. On incise transversalement la dure-mère, au voisinage du trou occipital, et, dans le cas où l'enlèvement du cerveau a déjà été pratiqué, on attire le bout supérieur de la moelle hors du trou occipital. Dans le cas contraire, on sectionne transversalement moelle et dure-mère.

Pendant toutes ces manœuvres, il faut bien prendre garde de ne point comprimer ni couder le cordon médullaire. Quand le cordon médullaire est hors du canal rachidien, on examine la face externe de la dure-mère à la partie antérieure, on sectionne cette membrane longitudinalement, on l'examine à sa face interne et l'on note l'état de la pie-mère et l'aspect extérieur de la moelle. On fait ensuite une série de coupes transversales avec un couteau aiguisé et mince, de façon à reconnaître l'état interne de la moelle et celui des cordons blancs et de la substance grise. Enfin on examine les parois du canal vertébral et on note toute lésion ou toute modification pathologique des os, et en particulier des corps vertébraux ou des cartilages intermédiaires. S'il se trouve quelque altération, il faut, après ouverture de la poitrine et de l'abdomen, enlever les parties malades de la colonne vertébrale et en faire à la scie une coupe sagittale, afin de pouvoir examiner de façon précise les lésions osseuses.

§ 17. — L'ouverture du cou, de la poitrine et de l'abdomen se fera, dans tous les cas où la méthode indiquée au paragraphe 15 n'a pas été employée, au moyen d'une incision unique tracée du menton jusqu'au pubis et déviant à gauche de la cicatrice ombilicale. Cette incision ne doit pas ouvrir la cavité abdominale du premier coup, mais seulement pénétrer dans le tissu cellulaire sous-cutané, dont la structure et l'épaisseur sont à noter. On peut alors procéder de l'une ou de l'autre des deux façons suivantes :

On dissèque la peau de l'abdomen sur les côtés et à la partie supérieure jusqu'au rebord des fausses côtes; on opère la même dissection sur le thorax en y comprenant la paroi musculaire jusqu'au delà de la limite des cartilages costaux; puis on fait sur la paroi abdominale une incision cruciale, de façon à obtenir une large ouverture de la cavité abdominale : ou bien encore, sans disséquer les muscles abdominaux, on ouvre la cavité du ventre par une seule incision longitudinale correspondant à l'incision cutanée, et l'on dissèque ensuite également les parties molles de la cage thoracique après avoir sectionné les muscles de l'abdomen le long du rebord costal jusqu'au niveau des côtes. Au cou, le procédé le plus simple est de disséquer la peau et les muscles jusqu'à l'angle de la mâchoire.

Pour pénétrer dans la cavité abdominale, le procédé le meilleur consiste à pratiquer tout d'abord une petite boutonnière dans le péritoine. Au moment de l'incision, il faut noter s'il s'échappe du gaz ou du liquide. On introduit un doigt dans la boutonnière, puis un second doigt; on soulève avec ces doigts la paroi abdominale, la séparant ainsi des viscères, et l'on incise tout au long le péritoine entre les deux doigts.

Dès que la cavité abdominale est complètement ouverte, il faut noter la couleur et l'aspect général des viscères que l'on a sous les yeux, ainsi que la présence d'un contenu anormal éventuel dans la cavité abdominale. Au moyen du toucher, on précisera l'état du diaphragme.

L'examen des organes de la cavité abdominale ne doit être entrepris immédiatement que si l'on a le soupçon que c'est en eux qu'on peut trouver la cause de la mort (Voy. § 13, alinéa 3). Habituellement, l'examen de la cavité thoracique doit précéder l'examen détaillé des organes de la cavité abdominale.

§ 18. — Lorsqu'on détache du squelette les parties molles de la poitrine (Voy. § 17), il faut noter l'état des muscles à mesure qu'on incise et, chez la femme, l'état des glandes mammaires que l'on sectionne par le côté postérieur.

Pour ouvrir la cavité thoracique, on incise avec un fort couteau les cartilages costaux à quelques millimètres en dedans de leur attache à la côte. L'opération doit être faite de telle sorte que la pointe du couteau ne blesse ni le poumon ni le cœur.

Lorsque les cartilages sont ossifiés, il vaut mieux sectionner les côtes elles-mêmes, un peu en dehors de leur attache cartilagineuse, avec une scie ou une cisaille.

En tout cas, on ouvre de l'un et l'autre côtés la cavité pleurale et l'on précise immédiatement son état dans les parties antérieures, c'est-à-dire si elle est vide, ou bien s'il y a des adhérences, ou bien encore s'il existe un contenu anormal et lequel.

Lorsqu'il y a quelque raison de croire que le sac pleural contient du gaz ou de l'air et, en particulier, lorsque les espaces intercostaux sont bombés, il faut, avant de couper les côtes, faire seulement une petite incision dans la plèvre, ou bien pratiquer dans différents espaces intercostaux une série de petites incisions et noter s'il ne se fait pas une sortie tumultueuse de gaz.

On détache ensuite de chaque côté la clavicule de la poignée du sternum en faisant une incision verticale courbe dans l'articulation, et l'on coupe la première côte soit au niveau du cartilage, soit en plein os avec un couteau ou avec une cisaille :

dans cette opération, il faut apporter la plus grande attention à ne pas blesser les vaisseaux sous-jacents. On détache alors le diaphragme de ses insertions aux côtes en rasant les cartilages costaux et l'appendice xiphoïde. On renverse le sternum en haut en rasant le médiastin antérieur et en évitant toute blessure du péricarde et des gros vaisseaux.

Le sternum une fois enlevé, on précise l'état des plèvres et, en particulier, on note la présence de tout contenu anormal, la quantité, la nature de ce contenu et aussi l'état de distension et l'aspect extérieur des parties du poumon que l'on a sous les yeux. Si en enlevant le sternum on a fait une blessure aux vaisseaux, il faut immédiatement jeter sur ceux-ci une ligature ou pratiquer tout au moins un tamponnement avec l'éponge, de façon que le sang qui s'écoule ne puisse se répandre dans les sacs pleuraux et troubler toute appréciation ultérieure. L'état du médiastin antérieur et, en particulier, l'état des ganglions thoraciques et du thymus qui y sont contenus doit être noté à ce moment.

Puis on ouvre le péricarde, on l'examine et on examine le cœur lui-même. Pour ce dernier, il faut déterminer la grandeur, la forme, l'état de plénitude des vaisseaux coronaires et de chacune des divisions cardiaques (oreillettes et ventricules), la couleur et la consistance du myocarde (rigidité cadavérique) avant de faire aucune coupe dans le cœur et même avant d'enlever cet organe. Puis, pendant que le cœur se trouve encore dans ses rapports naturels, il faut ouvrir chaque ventricule et chaque oreillette séparément et préciser le contenu de chacune de ces parties en notant la quantité du sang qu'elles renferment, son état de coagulation et son apparence. On détermine la largeur des orifices auriculo-ventriculaires en introduisant avec précaution deux doigts par l'oreillette. En cas d'hypertrophie, particulièrement d'hypertrophie double du cœur, il faut tout d'abord faire une coupe horizontale au milieu de chaque ventricule et la prolonger jusqu'à la surface péricardique postérieure.

On peut alors enlever le cœur pour le soumettre à un examen plus complet, détacher ensuite les poumons et finalement les organes du cou avec l'œsophage et les artères thoraciques. Ou bien on procède d'abord, suivant la méthode qui sera indiquée ci-dessous, à l'examen des organes du cou ; on enlève ceux-ci en masse avec les organes de la poitrine, et on détache ensuite les organes suivant le besoin, pour en faire l'examen ultérieur, à moins que l'on ne préfère pratiquer l'examen des organes sans en détruire les rapports.

Lorsque le cœur a été détaché, on peut éprouver le degré d'occlusion des valvules aortiques en y versant de l'eau; mais il faut, dans ce cas, agir avec prudence, afin de ne pas s'exposer à des causes d'erreurs. En tout cas, on incisera les orifices artériels et on déterminera l'état de leurs valvules, comme aussi celui des valvules auriculo-ventriculaires. On précisera ensuite l'état du myocarde, c'est-à-dire son épaisseur, sa couleur et son aspect. Si on soupçonne quelques lésions du tissu musculaire, par exemple de la dégénérescence graisseuse étendue, il faut faire un examen microscopique.

Il faut accorder une attention particulière aux artères coronaires, que l'on devra ouvrir et examiner sous le rapport de leur perméabilité et de l'état de leurs parois.

A l'examen du cœur se joint l'examen des gros vaisseaux, à la seule exception de l'aorte ascendante, qu'il ne faut examiner qu'après les poumons.

Dans les cas de mort subite, il est recommandé, avant d'enlever le cœur, d'ouvrir sur place les artères pulmonaires en partant du ventricule droit, de façon à mettre à découvert les oblitérations possibles (embolie) de ces artères.

L'examen détaillé des poumons suppose leur enlèvement de la cage thoracique. Il faut procéder ici avec la plus grande prudence et éviter toute déchirure ou écrasement du tissu. S'il existe des adhérences étendues et surtout des adhérences anciennes, il ne faut pas les déchirer, mais il faut, à leur niveau, détacher la plèvre costale avec le poumon. Après que les poumons ont été détachés, on fait une fois encore un examen attentif de leur surface, afin de ne pas s'exposer à laisser passer des changements pathologiques de fraîche date, par exemple un début d'exsudat inflammatoire. Puis on examine le degré d'aération, la couleur et la consistance des diverses parties du poumon; enfin on pratique de grandes incisions, on note l'état des surfaces de coupe, l'état des alvéoles pulmonaires (air, sang, liquides, contenu solide éventuel), enfin l'état des bronches et des artères pulmonaires. Dans ces dernières, on recherchera particulièrement les embolies. L'examen des conduits aériens et des gros vaisseaux pulmonaires se fait en sectionnant au ciseau et en poursuivant la section jusqu'aux plus fines ramifications.

Si l'on soupçonne qu'il a pénétré des masses étrangères dans les voies pulmonaires, et si l'on trouve dans l'arbre respiratoire des matières dont la nature ne soit pas suffisamment établie par l'examen macroscopique, il faut en faire un examen microscopique. De même, s'il y a soupçon d'embolie graisseuse, on soumettra immédiatement des coupes de tissu pulmonaire à l'examen microscopique, afin de vérifier l'existence d'une telle embolie et son étendue.

§ 19. — L'examen du cou peut, ainsi qu'il a été dit, se faire, suivant le cas d'espèce, après ou bien en même temps que celui des organes de la poitrine. En règle, il est recommandé de faire l'examen des gros vaisseaux et des troncs nerveux dans leur situation naturelle, et cela est particulièrement prescrit dans les pendaisons, ou bien lorsqu'il y a soupçon de mort par étranglement, afin de pouvoir s'assurer si les tuniques internes des artères sont blessées ou non. Dans ces cas, il faut tout d'abord déterminer s'il existe quelques altérations dans les muscles de la partie antérieure du cou et, à cet effet, il faut disséquer la peau du cou avec les plus grandes précautions afin que toute confusion entre une déchirure des muscles du cou faite pendant la vie et une blessure de ces mêmes muscles, opérée pendant l'autopsie, ne puisse être mise en cause.

Si, comme cela existe chez les submergés, il y a lieu d'accorder une valeur particulière au contenu des voies respiratoires, il faut toujours ouvrir le larynx et la trachée en place, avant l'enlèvement des poumons, par une incision faite à la partie antérieure, incision que l'on prolongera jusqu'aux grosses divisions bronchiques. On doit ensuite exercer une pression douce sur les poumons, afin de voir s'il y a du liquide qui, du poumon, monte vers la trachée et quel est ce liquide.

Ordinairement, et en particulier dans les cas où il y a des blessures du larynx et de la trachée, ou bien encore lorsqu'on soupçonne des altérations importantes dans ces organes, il ne faut procéder à l'ouverture des voies respiratoires qu'après leur enlèvement et le faire par le côté postérieur.

Les voies respiratoires doivent être enlevées en bloc avec la langue, le palais musculaire, le pharynx, l'œsophage et l'aorte. Les canaux muqueux seront ouverts par la partie postérieure et explorés surtout sous le rapport de l'état de leur muqueuse; pourtant il faut également faire l'examen des autres parties constitutives de la paroi, et en particulier des cartilages du larynx, ainsi que de l'os hyoïde, afin de ne point laisser passer les blessures de ces organes.

Les amygdales, les glandes salivaires, le corps thyroïde ainsi que les ganglions lymphatiques du cou, sont à examiner et à inciser. L'aorte est ouverte par sa partie antérieure.

Si le cœur et les poumons ont été enlevés avant l'examen des organes du cou, il faut bien faire attention de ne point laisser de débris de la trachée et de l'œsophage dans la poitrine.

S'il paraît désirable de ne point détruire la continuité de l'œsophage et de l'estomac, ou bien celle de l'aorte thoracique et de l'aorte abdominale, on détache seulement ces organes de la colonne vertébrale dans leur partie sus-diaphragmatique, mais on ne les enlève point ; on les laisse au contraire en place jusqu'à ce que l'on procède à l'examen des organes correspondants de la cavité abdominale.

Au cas où l'état du pharynx est d'importance particulière, par exemple lorsqu'il y a asphyxie par des corps étrangers, il est avantageux, au lieu de faire l'incision médiane sur la peau du cou, de faire l'incision latérale, qui a été recommandée au paragraphe 15. La séparation des parties molles, et en particulier de la langue, d'avec le maxillaire inférieur, permet en règle une bonne vue d'ensemble du pharynx et de l'entrée du pharynx. On peut voir mieux encore si l'on détache le maxillaire de ses insertions et qu'on le rabatte avec les lambeaux cutanés en haut, c'est-à-dire vers la face.

Il est également avantageux de prolonger l'incision cutanée sur le menton, en haut, jusques et y compris la lèvre inférieure, de disséquer la peau des deux côtés jusqu'aux angles des mâchoires, de scier ces parties osseuses et de se servir du morceau médian du maxillaire ainsi détaché comme d'une poignée afin de pouvoir plus facilement et plus librement explorer le pharynx et l'enlever.

S'il y a lieu de supposer un rétrécissement de la trachée par pression latérale des organes du voisinage, par exemple par le thymus hypertrophié, il est recommandé de faire des incisions transversales sur la trachée en place, et cela avant même l'ouverture du thorax, ou bien immédiatement après l'enlèvement du sternum. De cette façon, on peut reconnaître plus facilement toute diminution du calibre de l'organe.

Après l'enlèvement des organes du cou et de la poitrine, il faut, pour terminer, considérer l'état des muscles profonds du cou, ainsi que celui des vertèbres cervicales et thoraciques. Les parties altérées des vertèbres seront enlevées plus commodément seulement après achèvement de l'autopsie des organes abdominaux.

§ 20. — L'examen de la cavité abdominale et de ses organes doit toujours se faire dans un ordre tel que l'enlèvement d'un organe ne nuise pas à l'appréciation exacte de ses rapports avec un autre organe. C'est ainsi que l'examen du duodénum et de la vésicule biliaire doit précéder l'enlèvement du foie. En règle, on recommande de procéder dans l'ordre suivant :

1° Péritoine de la paroi abdominale et épiploon ;

2° Rate ;

3° Reins et capsules surrénales ;

4° Vessie ;

5° Organes génitaux (chez l'homme, prostate et vésicules séminales, testicules, verge avec l'urètre ; chez la femme, ovaires, trompes, utérus et vagin) ;

6° Rectum ;

7° Duodénum et estomac ;

8° Vésicule biliaire ;

9° Foie ;

10° Pancréas ;

11° Mésentère :

12° Intestin grêle ;

13° Gros intestin.

14° Les gros vaisseaux sanguins situés au-devant de la colonne vertébrale ainsi que les ganglions lymphatiques qui les accompagnent ;

15° Les muscles, les os de la colonne vertébrale et du bassin.

Cependant on peut encore aussi, afin de gagner de l'espace, aussitôt après l'enlèvement de la rate, détacher l'intestin grêle et le gros intestin du mésentère, après examen préalable de celui-ci, et enlever ces deux organes. Dans ce cas, il faut pratiquer une ligature de l'intestin en haut et en bas.

S'il existe quelque motif particulier, il est permis d'enlever en bloc les organes de la cavité abdominale, ou bien une partie de ces organes et de faire l'examen des organes divers dans leur situation naturelle, ou bien après les avoir détachés.

La rate sera toujours mesurée en place et non pas dans la main, et sans exercer de pression avec le mètre. On s'assurera de sa longueur, de sa largeur et de son épaisseur; puis on l'incisera suivant l'axe longitudinal ou bien suivant plusieurs directions s'il y a des parties altérées. En tout cas il faut toujours décrire son contenu en sang.

Les reins et les capsules surrénales seront enlevés de la façon suivante. On fera une incision verticale externe sur le feuillet péritonéal, on écartera le gros intestin et on enlèvera le rein avec la capsule surrénale. Il faut aussi préciser l'état de l'uretère que l'on détachera d'un coup de ciseau, s'il ne montre rien de particulier, mais qu'on laissera en rapport avec les organes du bassin si l'on y aperçoit quelque altération. On peut différer la coupe du rein jusqu'à ce que les organes du bassin aient été enlevés; mais on peut la pratiquer immédiatement sur le rein détaché. Les capsules surrénales seront examinées par une incision faite au milieu de leur face plate. Pour l'examen des reins, on fera d'abord une incision longitudinale suivant le bord convexe. La capsule incisée sera décortiquée avec soin, et la surface de l'organe ainsi mis à nu sera soigneusement examinée sous le rapport de la grandeur, de la forme, de la couleur, du contenu en sang et des états pathologiques. Puis on fera une incision longitudinale divisant le rein tout entier et allant jusqu'au bassinet. La surface de coupe sera nettoyée à l'eau et décrite. Il faut, dans cet examen, noter l'état de la substance médullaire et de la substance corticale, des vaisseaux et du parenchyme. On incisera au ciseau l'uretère à partir du bassin et jusqu'à son point d'entrée dans la paroi vésicale.

Après qu'on a ouvert la vessie en place et que l'on a déterminé son contenu, après que l'on a considéré la situation, les dimensions et les rapports réciproques des autres organes du bassin, il faut enlever ces organes (vessie, rectum et organes génitaux) en bloc pour les soumettre à un examen dans lequel les organes génitaux viendront en dernier lieu. L'examen des ovaires, si important à cause de la présence éventuelle de corps jaunes, doit précéder celui des autres organes génitaux féminins, et l'ouverture du vagin doit précéder celle de l'utérus. Chez les femmes en état puerpéral, il faut prêter une attention particulière aux vaisseaux veineux et lymphatiques, aussi bien à ceux de la surface interne de l'utérus qu'à ceux de la paroi et des annexes. Il faut en particulier déterminer leur largeur et leur contenu. On extraira les testicules par la cavité abdominale en les attirant au moyen du cordon inguinal à travers le canal inguinal. On ouvrira la cavité vaginale et on incisera les testicules du bord libre vers l'épididyme. L'incision doit être prolongée immédiatement à travers l'épididyme.

L'estomac et le duodénum seront ouverts au ciseau dans leur situation naturelle après constatation de leur état extérieur. Le duodénum sera ouvert sur sa paroi antérieure et l'estomac suivant sa grande courbure, et leur contenu sera immédiatement examiné de façon précise. Puis on examinera l'état de la muqueuse du duodénum ainsi que la perméabilité et le contenu du canal cholédoque à son embouchure ; le canal cholédoque sera fendu jusqu'au hile du foie ; la veine porte sera mise à nu, ouverte, examinée, et c'est seulement alors qu'on enlèvera l'estomac pour le soumettre à un examen plus complet.

Le foie doit être d'abord soumis à un examen extérieur sur place, puis enlevé. On pratique une ou plusieurs longues coupes transversales de l'organe, coupes intéressant le lobe droit et le lobe gauche, de façon à prendre connaissance du degré de vascularisation et de l'état du tissu hépatique. La description comportera toujours une courte indication sur l'état général des lobes hépatiques, et en particulier sur l'état des diverses coupes. Pour terminer l'examen du foie, on ouvre la vésicule biliaire.

Le pancréas peut être laissé dans sa situation naturelle et fendu par une incision longitudinale qui doit ouvrir son canal excréteur ; s'il existe quelque altération notable déjà à l'examen extérieur, il faut enlever le pancréas avec le segment correspondant du duodénum, afin de le pouvoir mieux examiner.

L'examen du canal intestinal doit toujours précéder celui du mésentère ainsi que celui des vaisseaux et ganglions mésentériques. S'il existe des altérations des ganglions lymphatiques ou des vaisseaux, la partie correspondante de l'intestin doit être examinée tout d'abord extérieurement, et, si l'on note des altérations, il faut ouvrir immédiatement le fragment correspondant d'intestin et rechercher l'état de sa muqueuse. Dans l'examen ordinaire de l'intestin, on commence tout d'abord par préciser l'état extérieur de ses différents segments sous le rapport de la distension, de la couleur, etc. On peut procéder ensuite de diverses façons : tantôt on laisse l'intestin en rapport avec le mésentère, et on incise l'intestin grêle le long de l'insertion mésentérique, et le gros intestin suivant une de ses bandes longitudinales ; tantôt — et cette méthode est beaucoup plus propre — on sépare l'intestin, sans l'ouvrir, du mésentère ; on l'étale dans toute sa longueur et on incise au ciseau suivant les lignes ci-dessus indiquées. Au moment de l'incision, on note l'état du contenu de chacun des segments intestinaux. On fait ensuite un nettoyage complet du canal intestinal, et l'on considère l'état de chacune de ses parties, en s'attachant particulièrement dans l'intestin grêle aux lésions des plaques de Peyer, des follicules clos, des villosités, etc.

L'appendice doit être examiné soigneusement, tout au moins lors d'inflammation péritonéale.

Après l'examen des gros vaisseaux et des ganglions lymphatiques qui les accompagnent, on termine l'autopsie de la cavité abdominale par l'examen des muscles du ventre et du bassin, de la colonne vertébrale et du squelette du bassin. S'il existe des altérations osseuses, on peut alors détacher à la scie les parties altérées pour en faire l'examen ultérieur (Voy. § 16).

§ 21. — Lorsqu'on soupçonne un *empoisonnement* par la voie buccale, l'autopsie doit commencer par la cavité abdominale, à l'exception toutefois du cas où il s'agirait d'un empoisonnement par l'acide cyanhydrique et ses composés : dans cette hypothèse, en effet, l'ouverture de la tête s'impose tout d'abord, car l'odeur caractéristique sera, dans ce cas, beaucoup plus facile à percevoir. A la cavité abdominale, il faut avant toute chose noter l'état extérieur des viscères de la partie supérieure, leur situation, leurs dimensions, le degré de plénitude des vaisseaux et l'odeur. Ici, comme pour tous les autres organes importants, il y a toujours lieu d'établir si les fines ramifications des artères et des veines ou seulement leurs troncs et leurs premières divisions sont remplis de sang et si le calibre des vaisseaux est considérable ou non.

L'estomac mérite une attention particulière ; il faut établir si sa paroi est intacte ou si une déchirure y est imminente ou bien déjà produite.

L'ouverture de la cavité thoracique se fait de la façon ordinaire, mais le sang du cœur et celui des gros vaisseaux doit être recueilli dans un vase propre de porcelaine ou de verre (A) ; dans un autre verre (B), on place des morceaux du poumon et du cœur. Enfin on détache, mais sans les enlever, les organes du cou de la façon décrite au paragraphe 19, alinéa 6 ; on jette une ligature sur l'œsophage, au-dessus du diaphragme, pour empêcher un reflux du contenu de l'estomac.

On examine enfin de la façon ordinaire l'épiploon et la rate et l'on prélève un morceau de ce dernier organe, que l'on place dans le verre (B). On détache et rejette sur le côté le côlon transverse ; on place une double ligature sur le duodénum à son tiers supérieur ; on coupe le duodénum entre les deux ligatures, et l'on enlève l'estomac avec les organes du cou après avoir sectionné l'aorte au-dessus du diaphragme et le diaphragme lui-même. L'estomac et les organes du cou sont étendus sur une table ; l'estomac est ouvert sur sa grande courbure jusqu'à l'œsophage, et l'œsophage dans toute sa longueur. On examine le contenu de l'intestin, on précise exactement sa qualité, sa couleur, sa nature, sa réaction et son odeur, et on le recueille dans un troisième verre (C) ; puis on note l'état de la muqueuse linguale, pharyngée, œsophagienne, stomacale (couleur, épaisseur, etc.). Dans cet examen, il faut porter son attention aussi bien sur l'état des vaisseaux sanguins que sur celui de la muqueuse même ; il faut en particulier déterminer si le sang qu'on rencontre est contenu dans les vaisseaux ou sorti de ces vaisseaux, s'il est à l'état frais ou s'il a subi déjà l'action de la putréfaction et si c'est sous l'influence de la putréfaction qu'il a pénétré dans les tissus voisins. S'il y a du sang épanché, il faut établir s'il occupe seulement la surface ou s'il est interstitiel, s'il est coagulé ou non ; enfin il faut apporter un soin particulier à l'examen de la surface muqueuse et rechercher spécialement toute perte de substance, excoriation, ulcération. Il ne faut pas perdre de vue que certaines lésions peuvent être produites après la mort par le développement naturel de la putréfaction, et en particulier sous l'influence du contenu de l'estomac en fermentation. Si l'examen à l'œil nu dénote à la muqueuse stomacale un caractère prononcé de trouble et de gonflement, il faut procéder à l'examen microscopique dans le délai le plus rapproché, en se préoccupant surtout de l'état des glandes qui fournissent le ferment-lab. Toute particule étrangère suspecte trouvée dans le contenu de l'estomac, par exemple des débris de feuilles ou toutes autres parcelles végétales, ou bien encore des débris alimentaires de nature animale, doivent être soumis à un examen microscopique.

Après examen et détachement des autres organes du cou suivant la méthode prescrite, l'estomac et l'œsophage seront placés dans le vase C, qui a déjà reçu le contenu stomacal.

Si dès l'examen extérieur de la cavité abdominale il apparaît déjà que la paroi stomacale est très ramollie et menace de se déchirer, il faut recueillir par une incision sur la grande courbure le contenu de l'estomac et du duodénum, en faire l'examen et le conserver comme il a été dit ci-dessus; on pratiquera alors une ligature du duodénum dans son tiers supérieur, et l'on continuera l'autopsie comme dans les cas ordinaires.

Si le contenu de l'estomac s'est épanché totalement ou partiellement dans la cavité abdominale par suite d'une perforation de l'organe, il faut le prélever tout aussitôt avec soin dans la cavité péritonéale et dans l'estomac, l'examiner et le conserver comme il a été dit ci-dessus, puis faire la ligature du duodénum et achever l'autopsie de la manière ordinaire.

On place ensuite sur le gros intestin, à son extrémité inférieure, une double ligature; on sectionne entre les deux fils et l'on enlève le gros intestin, l'intestin grêle et le duodénum. Ces intestins sont étalés sur un plan convenable, incisés et examinés; intestins et contenu sont placés aussi dans le vase C. C'est seulement dans le cas où l'on trouverait une abondante quantité de matière fécale que le gros intestin et son contenu seraient placés dans un vase spécial C^2.

Vient ensuite l'examen des reins, que l'on placera dans un vase spécial (D), après toutefois avoir prélevé, le cas échéant, des fragments de ces reins comme de tous autres organes pour un examen microscopique immédiat ou ultérieur. Dans le cas où l'on soupçonne qu'il a pu être introduit du poison après la mort, il faut conserver séparément le rein droit et le rein gauche dans des vases D[1] et D[2]. L'examen des organes du bassin se place à ce moment ; la vessie est vidée à la sonde et l'urine placée dans un vase E ; un autre vase F reçoit le foie et la vésicule biliaire. Le vase B reçoit encore des fragments du cerveau.

Dans les empoisonnements par les substances narcotiques, morphine, strychnine, alcool, chloroforme, etc., on placera le cerveau tout entier dans un vase spécial.

Chacun de ces vases est fermé, cacheté et désigné d'après son contenu.

Si l'empoisonnement s'est fait par la voie respiratoire, l'autopsie peut se faire suivant la méthode générale usuelle; mais il faut recueillir dans des vases séparés, sang, urine, canal intestinal et son contenu, fragments notables des autres organes et, au besoin, le cerveau tout entier.

La surface de la table sur laquelle les organes sont sectionnés dans les autopsies pratiquées pour soupçon d'empoisonnement doit, après examen de chaque organe, être nettoyée avec soin ; chaque organe doit, immédiatement après son examen, être placé dans le vase qui lui est destiné, de façon que tout contact avec d'autres parties du corps soit impossible.

Les organes ne doivent jamais être lavés dans la cuvette. Au reste, il faut éviter autant que possible l'emploi de l'eau dans les autopsies que doit suivre une analyse chimique.

(Suit un alinéa sur la trichinose.)

§ 22. — L'autopsie d'un *nouveau-né* comporte, outre les prescriptions générales ci-dessus, quelques points particuliers : il faut tout d'abord noter les signes qui permettent de reconnaître la maturité et le degré de développement de l'enfant.

Tels sont : taille et poids de l'enfant ; état du tégument externe (poils follets, enduit sébacé) et du cordon ombilical ; longueur et nature des cheveux, dimension des fontanelles ; circonférence (horizontale maxima) et diamètres longitudinal, transversal, oblique de la tête ; état des yeux (membrane pupillaire), des cartilages du nez et de l'oreille ; longueur et état des ongles ; diamètre transversal des épaules et des hanches ; état du scrotum et position du testicule chez les garçons ; état des parties sexuelles externes chez les filles.

Enfin il faut noter s'il existe un point osseux dans l'épiphyse inférieure du fémur et quelles en sont les dimensions, à cet effet, on ouvrira l'articulation du genou par une incision transversale faite au-dessous de la rotule ; on fléchira fortement l'articulation, et, après dissection de la rotule, on la rejettera en haut ; on pratiquera alors dans le cartilage épiphysaire du fémur de minces coupes perpendiculaires à l'axe de l'os, en allant de la surface du cartilage vers le corps du fémur; on les poursuivra jusqu'à ce que l'on arrive au corps du fémur. On mesurera le noyau osseux dans son plus grand diamètre et l'on notera sa dimension en millimètres.

S'il résulte de l'état du fœtus qu'il est venu au monde avant la trentième semaine accomplie, on peut s'abstenir de l'ouverture du cadavre, sauf ordonnance expresse du juge.

§ 23. — Si le fœtus semble né après la trentième semaine de gestation, il faut rechercher maintenant s'il a ou non respiré. A cet effet, on procédera dans l'ordre suivant :

a. Dès l'ouverture de la poitrine, il faut noter l'état du diaphragme ; aussi faut-il, chez les nouveau-nés, toujours procéder d'abord à l'ouverture de la cavité abdominale puis à celle du thorax et de la tête ;

b. Avant l'ouverture de la cavité thoracique, il faut jeter une ligature simple sur la trachée, au-dessus du sternum ;

c. On ouvre alors la cavité thoracique et l'on note l'état de distension des poumons ainsi que leur situation (celle-ci par rapport au péricarde) ; on note également la couleur et la consistance des poumons ;

d. On ouvre le péricarde et l'on en précise l'état ainsi que celui de la surface extérieure du cœur ;

e. On ouvre séparément les cavités du cœur et on en détermine le contenu ;

f. On ouvre par une incision longitudinale le larynx et la trachée au-dessus de la ligature, et l'on en examine le contenu ainsi que l'état de leurs parois ;

g. On sectionne la trachée au-dessus de la ligature et on l'enlève avec la totalité des organes thoraciques ;

h. On fait la section des artères pulmonaires et au besoin de l'aorte (par la partie postérieure), et l'on recherche la perméabilité du canal artériel, après quoi le cœur est détaché et examiné de la façon usuelle; puis vient l'enlèvement et l'examen du thymus et l'immersion du poumon dans un vase spacieux, rempli d'eau froide propre, afin de rechercher si le poumon surnage;

i. La partie inférieure de la trachée et les divisions bronchiques sont alors ouvertes, et leur contenu est examiné ;

k. Des incisions sont faites dans l'un et l'autre poumon, et l'on note la crépitation, la quantité et la nature du sang qui s écoule de la surface de la coupe sous l'effet d'une pression douce ; on note aussi, comme sur tout autre cadavre, l'état du tissu ;

l. Il faut encore inciser les poumons sous l'eau pour voir s'il ne sort pas des bulles d'air des surfaces de coupe ;

m. Il faut ensuite découper les poumons en petits fragments et rechercher si ces fragments surnagent ;

n. On enlèvera les organes du cou par la méthode déjà décrite (§ 19) et on les examinera ; il faut avoir soin de toujours ouvrir et examiner le pharynx ;

o. Si l'on a quelque raison de croire que les alvéoles pulmonaires remplis de matières pathologiques (hépatisation) ou de corpuscules étrangers (mucus fœtal, méconium) n'ont pu admettre l'air, il faut pratiquer un examen microscopique ;

p. Si la docimasie pulmonaire ne donne que des résultats douteux ou négatifs, il faut la compléter par la docimasie gastro-intestinale. A cet effet, au moment d'enlever les organes du cou, on place une ligature simple sur l'extrémité inférieure de l'œsophage et, avant d'enlever l'estomac, on place une ligature double sur le duodénum à sa partie supérieure. L'estomac enlevé est plongé dans l'eau afin de voir s'il peut surnager, et on l'ouvre ensuite sous l'eau. De même, après avoir placé une ligature au-dessus du rectum, on enlève l'intestin tout entier suivant la méthode usuelle, on le plonge dans l'eau et l'on note s'il y a surnatation et quelles parties surnagent.

Lorsqu'on procède à l'ouverture de la cavité cranienne des nouveau-nés, il ne faut pas enlever le péricrâne en même temps que les autres parties molles extérieures, sinon on pourrait risquer de ne pas apercevoir la bosse séro-sanguine. Avant de détacher la voûte cranienne, il faut examiner quel est le degré de déplacement que peuvent subir les os du crâne. La meilleure méthode de détacher les os du crâne est de se servir de ciseaux solides et d'opérer la section suivant la circonférence maxima du crâne, soit immédiatement, soit après que le sinus longitudinal supérieur a été ouvert du dehors et que la section des sutures et l'écartement des os ont permis de jeter un coup d'œil dans la cavité cranienne.

§ 24. — Enfin il est du devoir des opérateurs d'examiner tous les organes qui n'ont pas été nominativement désignés dans les paragraphes précédents, tels que les gros vaisseaux, les articulations et les os des membres, dans le cas où l'on suppose que quelque blessure y peut siéger ; au besoin, il faut mettre les os à nu et les scier dans diverses directions. S'il s'agit du cadavre d'un inconnu, on doit noter la constitution du squelette (longueur des os, ossification des sutures et des cartilages), afin de fournir les indications requises pour l'âge et la taille du sujet, c'est-à-dire pour l'identité de l'inconnu.

Ceci s'applique aussi aux cadavres dépecés. Au reste, dans de pareils cas, l'examen des fragments isolés doit se faire dans l'ordre et autant que possible suivant la méthode générale ci-dessus décrite.

III. — Rédaction du protocole d'autopsie et rédaction du rapport.

Le protocole d'autopsie constitue dans la procédure criminelle de Prusse, comme de tout pays allemand d'ailleurs, une pièce capitale ; il doit être soumis à des contrôles médicaux supérieurs, qui en jugeront la valeur et demanderont tous éclaircissements et compléments nécessaires. Il est donc absolument nécessaire qu'il soit rédigé aussi méthodiquement, aussi clairement, aussi complètement que possible.

Le règlement de 1905, comme ses prédécesseurs, a déterminé minutieusement tout ce qui concerne ledit protocole, qui est rédigé sur les lieux mêmes et remis au juge.

Le contenu, les divisions mêmes du protocole sont arrêtés de la façon la plus précise.

Les résultats de l'examen externe et de l'examen interne sont exposés séparément dans deux parties distinctes désignées par les lettres A et B. Dans l'examen interne, les résultats, fournis par l'ouverture de chaque cavité, forment un chapitre séparé, distingué par les chiffres romains I, II, etc.

Les résultats sont exposés dans l'ordre même suivant lequel l'examen a été fait.

La description des lésions doit être faite en termes précis : les termes généraux tels qu'*enflammé*, *gangreneux*, *sain*, *normal*, *plaie*, *ulcère*, etc., doivent être bannis ; ils ne sont permis qu'à titre d'indication résumée à placer entre parenthèses.

Pour chaque organe, il faut noter, avant d'en faire la coupe, la taille, le poids, la forme, la couleur, la consistance et l'odeur anormale ; les indications de poids, de dimension et de taille doivent, si la chose est importante, être exprimées en grammes et centimètres.

C'est à celui des médecins qui a la préséance de veiller à ce que toutes les lésions révélées par l'autopsie soient textuellement inscrites au protocole. Le juge, lui, doit veiller à ce que les constatations faites sur un organe soient consignées par écrit avant qu'il soit passé à l'examen d'un autre organe.

A la fin de l'opération, les experts résument leur *avis provisoire* sur le cas et le consignent au protocole sans avoir à le motiver.

Les experts doivent s'exprimer d'abord sur la cause de la mort, telle qu'elle ressort des résultats objectifs de l'autopsie, puis sur le caractère criminel du cas.

Lorsque la cause de la mort demeure inconnue, il faut l'indiquer formellement. Jamais il ne suffira de dire, de façon vague, qu'elle résulte d'une cause interne ou d'une maladie : la maladie visée doit être désignée nommément.

Les médecins doivent fournir un *rapport motivé* quand il leur est demandé.

Après avoir exposé de façon détaillée le Règlement prussien de 1905, il nous reste à donner une idée sommaire des *autres règlements allemands.*

L'exposé sera court, quelque intérêt réel qu'aient d'ailleurs ces règlements, les règlements bavarois et würtembergeois en particulier, car les points communs sont nombreux entre ces règlements et le règlement prussien.

Partout, en effet, l'autopsie judiciaire se pratique dans les mêmes conditions, c'est-à-dire par deux médecins en présence du juge ; partout un protocole est rédigé sur les lieux, et l'avis provisoire des experts y est consigné ; partout enfin les règlements déterminent la manière de procéder à la conduite de l'examen extérieur et l'examen intérieur du cadavre, dans les cas d'empoisonnement et dans les autopsies de nouveau-né.

Les différences essentielles portent seulement sur la technique, qui se sépare de façon parfois fort accusée de celle que recommande le règlement prussien, et c'est sur cette technique que nous donnerons quelques indications sommaires, relatives les unes aux autopsies d'adultes, les autres aux autopsies de nouveau-nés.

Autopsies d'adultes. — La différence la plus accusée qu'on rencontre a trait à l'examen des organes abdominaux et des organes génitaux féminins (1).

L'ordre adopté par le règlement bavarois pour l'enlèvement des organes abdominaux paraît plus logique et plus pratique que celui que conseille le règlement prussien : enlever l'intestin grêle et le gros intestin après double ligature jetée sur le jéjunum à sa naissance et le rectum ; jeter alors une double ligature sur le cardia ; isoler le foie et le détacher, puis enlever estomac et duodénum, rate, pancréas, etc.

C'est aussi par l'enlèvement de l'intestin grêle et du gros intestin après double ligature au duodénum et au rectum que le règlement würtembergeois conseille de commencer l'ouverture de la cavité abdominale.

L'enlèvement des organes génito-urinaires, si importants chez la femme, se fait, dans la pratique bavaroise, par une manœuvre qui en conserve les rapports et permet un examen ultérieur beaucoup plus aisé.

La cavité abdominale ayant été vidée de ses viscères, suivant les indications données ci-dessus, on libère les reins et les uretères jusqu'à la vessie sans les enlever ; puis, rasant à l'intérieur les parois du petit bassin, on libère tous les organes pelviens de leurs attaches avec ces parois :

(1) Mentionnons, d'un mot, les précautions que recommandent les règlements bavarois et würtembergeois pour éviter la blessure des vaisseaux de la région sous-claviculaire dans l'enlèvement du sternum. Le règlement prussien conseille, nous l'avons vu, de désarticuler la clavicule en pratiquant, du dehors, une incision perpendiculaire courbe dans l'articulation sterno-claviculaire. Le règlement bavarois conseille d'aborder plutôt l'articulation par sa face inférieure, après avoir soulevé le sternum libéré des deux côtés par la section des cartilages costaux; le règlement würtembergeois en fait autant.

vessie, rectum, utérus et annexes. On écarte alors les jambes du sujet, on fait à l'extérieur une incision ovalaire partant de la symphyse pour y revenir et circonscrivant les organes génitaux externes et l'anus ; on dissèque et on mobilise tout ce lambeau, et on peut attirer alors au dehors, en bloc, tous les organes génito-urinaires internes réunis aux organes génitaux externes, en les faisant passer sous la symphyse pubienne.

Le règlement *saxon* prescrit la même manœuvre.

Autopsies de nouveau-nés. — Le règlement de Saxe-Weimar (1890) est, avec le règlement prussien de 1905 le seul à conseiller la pratique de la docimasie gastro-intestinale, d'ailleurs seulement à titre complémentaire et accessoire.

Le règlement bavarois contient sur le poids et les dimensions des fœtus, à terme (*a*) et aux différentes époques de la gestation (*b*) des indications tirées de Hecker et de nature à faciliter la tâche du médecin expert :

a. Poids maximum d'un enfant à terme....	5 500	grammes.
— minimum — —	2 500	—
— moyen — —	3 275	—
— — d'un garçon —	3 310	—
— — d'une fille —	3 230	—
Taille maxima d'un enfant à terme.................		0m,58
— minima — —		0m,48
— moyenne — —		0m,51
Circonférence moyenne du crâne....................		34cm,44
Diamètre mento-occipital ou diagonal du crâne (de la pointe du menton à la petite fontanelle).......		13cm,38
Diamètre sagittal ou fronto-occipital (de la racine du nez à la saillie occipitale).....................		11cm,44
Grand diamètre transversal (d'une bosse pariétale à à l'autre).....................................		9cm,22
Diamètre bi-temporal ou petit diamètre transversal (de la partie inférieure d'une suture coronale à l'autre).......................................		8cm,00
Largeur des épaules...............................		12cm,2
— des hanches...............................		9cm,8
Diamètre sagittal du thorax		9cm,4

	Poids. Grammes.	Taille. Centimètres.
b. Deuxième mois (1)	4	2,5-3
Troisième —	5-20	7-9
Quatrième —	120	10-17
Cinquième —	284	18-27
Sixième —	434	28-34
Septième —	1 218	35-38
Huitième —	1 549	39-41
Neuvième —	1 971	42-44
Dixième —	2 334	45-47

Enfin un tableau emprunté aux recherches de Günz donne la taille des divers os chez le fœtus à terme. Ce tableau est d'un trop grand développement pour être reproduit ici.

Débris humains. — Le règlement bavarois fournit quelques données médico-légales empruntées à Krause et à Quételet, destinées à favoriser l'établissement de l'identité du sujet dont on examine les fragments :

Poids de la tête = 1/11 à 1/7 du poids total du corps.
Poids du tronc = 1/3 du poids total du corps.
Poids des deux extrémités supérieures avec les épaules = 1/6 du poids total du corps.
Poids des deux extrémités inférieures avec les hanches = 3/7 du poids total du corps (Krause).

Si on rapporte à 1 000 la taille totale d'un homme, on a pour la distance :

Du vertex au menton	0m,133
Du menton au sternum	0m,039
Du sternum au pubis	0m,320
Du pubis à la terre	0m,508
	1m,000
Du pubis à la moitié du genou	0m,225
De la moitié du genou à la malléole	0m,232
De la malléole à terre	0m,051
D'un acromion à l'autre	0m,232
D'une hanche à l'autre	0m,139
De l'acromion au coude	0m,196
Du coude au poignet	0m,145
La main	0m,113

Tels sont les règlements allemands relatifs à l'autopsie médico-légale. Sans doute, soulèvent-ils plus d'une critique

(1) Les mois allemands de la grossesse sont des mois lunaires de quatre semaines.

de détail, mais quelle technique opératoire peut avoir la prétention d'être à l'abri de toute objection? En tout cas, ils constituent pour les experts des guides excellents, rédigés par les hommes les plus compétents, et il serait à désirer que la pratique des autopsies judiciaires fût aussi judicieusement réglée et organisée en France qu'elle l'est en Allemagne.

III

ÉTUDE TECHNIQUE DES AUTOPSIES MÉDICO-LÉGALES.

Tardieu estimait inutile de tracer les règles d'une technique opératoire de l'autopsie médico-légale : « Chaque expert saura se faire à lui-même, disait-il, sa propre méthode ». Mais se faire à soi-même sa propre méthode n'est l'œuvre ni d'un jour, ni d'une autopsie. L'utilité d'une *technique-guide* n'est pas douteuse : elle épargnera bien des embarras à l'expert novice, à l'expert de hasard et même à celui qui n'a pas eu le temps ou l'occasion de se faire une méthode sûre.

Cet article est l'exposé de la technique que nous pratiquons et enseignons à nos élèves. Cette technique est pour une bonne part la technique traditionnelle de la Morgue de Paris, et l'on y retrouvera des procédés qui remontent à Chaussier. Elle emprunte aussi aux techniques étrangères ce qu'elle y a trouvé de bon. C'est dire qu'elle n'a pas de prétention à être originale, mais seulement utile et pratique.

Les autopsies médico-légales se présentent dans quatre circonstances différentes, qu'il y a lieu d'envisager séparément :

a. *Autopsies ordinaires*, c'est-à-dire autopsies d'adultes ou d'enfants morts de façon suspecte, criminelle ou accidentelle, les cas d'empoisonnement étant exceptés, et *non inhumés*;

b. *Autopsies de nouveau-nés*;

c. *Autopsies d'adultes* ou *d'enfants* morts, ou supposés morts *empoisonnés* et non inhumés ;

d. *Autopsies d'adultes* ou *d'enfants après exhumation* ;

Avant de passer à la description spéciale, quelques mots d'intérêt général.

Les *instruments* que nous employons ne diffèrent en rien de ceux qui sont en usage pour les autopsies dans les hôpitaux ; nous remplaçons seulement le costotome ordinaire trop faible par le *costotome puissant des vétérinaires*, et pour la section du crâne nous utilisons la *scie de boucher* à grande lame droite.

La *tenue* de l'opérateur n'est pas indifférente. C'est une mauvaise pratique que de faire une autopsie médico-légale protégé par une simple blouse et un tablier et les mains nues. Le *gant de caoutchouc* est de rigueur, et nous nous sommes bien trouvé de l'emploi du gant Chaput, muni d'un haut crispin enfermant la partie inférieure de la manche de la blouse et protégeant ainsi le poignet et une partie de l'avant-bras. Les gants doivent être ou désinfectés ou très soigneusement savonnés après la fin de l'autopsie et avant nouvel usage.

Le lavage à grande eau des gants de caoutchouc, en place, c'est-à-dire sur les mains mêmes, doit être fait fréquemment au cours de l'opération et en particulier après l'enlèvement ou l'examen de chaque organe, de façon à éviter toute souillure intempestive de l'organe nouveau à examiner.

Un *tablier de caoutchouc* passé par-dessus la grande blouse et le tablier de toile constitue une excellente protection contre les souillures diverses, en particulier contre le sang et les liquides qui traversent aisément la toile et viennent souiller les vêtements de l'opérateur.

Il n'est pas sans inconvénient de piétiner sans protection sur le sol de la salle d'opération souillé par le sang ou les liquides provenant de l'autopsie et par l'eau de lavage, qui peuvent ruisseler de la table. La *protection des chaussures* par des *caoutchoucs* est à conseiller.

La *propreté la plus rigoureuse* doit présider à toutes les opérations : toute effusion de sang ou de liquides organiques, toute blessure d'un organe, tout épanchement d'un contenu viscéral, doivent être soigneusement évités comme constituant, outre une faute opératoire, une malpropreté et un empêchement à la constatation précise des lésions.

A. — AUTOPSIE ORDINAIRE.

Nous prendrons pour type l'autopsie d'un adulte. L'opération se divise en :

I. *Examen extérieur.*

II. *Examen interne.*

I. — Examen extérieur.

L'examen extérieur doit porter dans l'ordre ci-après sur : *a.* l'identité ; *b.* les phénomènes cadavériques ; *c.* les lésions externes.

a. **Identité.** — Les données relatives à l'identité n'ont d'intérêt que lorsqu'il s'agit du cadavre d'un inconnu. Dans ce cas, l'expert notera et décrira de façon précise : l'aspect général (nutrition) ; l'âge probable, c'est-à-dire l'âge apparent, sans chercher une précision qu'il est impossible d'indiquer ; la taille ; la couleur et l'état des cheveux et des poils ; l'état de la dentition ; les tatouages éventuels ; les malformations et infirmités apparentes et les cicatrices.

Si le cadavre est reconnu, une courte mention de l'état général, des tatouages, des malformations et des cicatrices et l'indication exacte de la *taille* suffiront.

b. **Phénomènes cadavériques.** — L'expert notera et décrira :

α. *La rigidité cadavérique :* absence, ou présence et degré aux membres, au cou, à la mâchoire inférieure ;

β. *Les lividités cadavériques :* position exacte et couleur. Les lividités cadavériques de siège anormal (partie antérieure, moitié inférieure du corps) doivent attirer particulièrement l'attention et être minutieusement décrites. On notera aussi de façon exacte la forme et la disposition des parties respectées (blanches) comprises au milieu des lividités cadavériques à siège anormal, ces particularités pouvant fournir des indications précieuses sur la disposition des vêtements, etc.

En cas de doute sur la nature d'une plaque de lividités, en cas de confusion possible avec une ecchymose, *inciser la peau et le tissu cellulaire* sous-cutané de façon à faire le diagnostic.

γ. *L'état des yeux :* globes pleins ou affaissés, cornées dépolies, toile glaireuse, etc. ;

δ. *La putréfaction :* absence ou présence et degré. L'expert notera les localisations et l'étendue des colorations vertes et noires putréfactives; les injections des réseaux veineux sous-cutanés ; le gonflement et l'emphysème sous-cutané des diverses parties et en particulier du cou et de la face, le ballonnement abdominal et scrotal ; l'issue de matières liquides hors de la bouche et du nez ; l'état de l'épiderme (macéré, détaché ou soulevé par des bulles à liquide noirâtre ou roussâtre). etc...

c. **Lésions externes**. — Elles seront recherchées successivement sur la face antérieure et sur la face postérieure du corps.

L'expert notera d'abord les simples souillures du cadavre par du sang, du pus, de la boue, de la terre, des matières fécales ; puis le cadavre sera lavé soigneusement.

Les *traces de violences* (plaques parcheminées, ecchymoses, excoriations, plaies) seront ensuite relevées, mensurées, précisées dans leur situation topographique exacte et leur forme.

La mensuration la plus précise se fait à l'aide du *compas*.

Il est utile d'indiquer la situation des plaies par rapport aux points osseux *fixes* voisins, et aussi leur hauteur au-dessus des talons ou de la plante des pieds.

S'il existe des lésions externes ou seulement un soupçon de telles lésions à la tête, il faut raser entièrement le cuir chevelu : c'est la seule manière de faire une constatation exacte et surtout de ne pas s'exposer à laisser passer des lésions importantes.

Les mamelles pendantes seront relevées afin de mettre à nu une plaie éventuelle cachée par elles.

Toutes les *plaques parcheminées* seront incisées de façon à mettre en évidence leur dédoublement par un épanchement sanguin sous-cutané, s'il en existe un. Les *ecchymoses* seront également incisées dans toute leur étendue.

Les *plaies* ne doivent jamais être sondées, l'autopsie permettant par ses opérations successives de se rendre un compte exact de leur direction et de leur profondeur, et, d'autre part, la manœuvre de la sonde pouvant présenter de réels inconvénients.

L'*anus* et les *parties génitales externes* seront l'objet d'un examen spécial : presser la verge chez l'homme et recueillir le liquide qui peut s'en écouler ; explorer l'entrée du vagin, recueillir le liquide qui s'y trouve en raclant la muqueuse de la paroi inférieure pour y déceler, le cas échéant, la présence de spermatozoïdes.

L'examen externe s'achève par une exploration sommaire des membres et du cou, destinée à révéler la présence de fractures existant sans signes externes concomitants. A cet effet, on saisit chaque segment de membre dans sa continuité entre les deux mains, et l'on y recherche la mobilité osseuse anormale. On explore de même la mobilité de la tête sur le cou afin de déceler une fracture ou une luxation des vertèbres cervicales. On explore de la même façon le bassin. Enfin on éprouve la solidité du crâne, qui, dans les fractures comminutives (possibles sans solution de continuité de la peau) donne la sensation connue de *sac de noix*.

II. — Examen interne.

Il doit porter dans tous les cas sur le cou, le thorax, l'abdomen et le crâne. La cavité rachidienne doit être ouverte chaque fois que la nécessité paraît s'en imposer.

Nous décrirons l'opération dans l'ordre suivant : cou,

thorax, abdomen ; crâne ; rachis. Mais il y a avantage à commencer par la cavité cranienne si les données du cas d'espèce laissent supposer que la cause de la mort doit s'y trouver, et de toutes façons l'ouverture cranienne est plus aisée sur un cadavre intact.

a. **Cou, thorax, abdomen.** — Placer un billot sous les épaules du cadavre :

1° Faire une longue incision sur la ligne médiane, débutant au bord cutané de la lèvre inférieure, suivant la ligne médiane du menton, la ligne médiane du cou jusqu'au bord supérieur du sternum, obliquant alors légèrement à gauche et en bas pour gagner la paroi latérale gauche du thorax, descendant alors verticalement sur cette paroi, en dehors du mamelon, chez l'homme, de la mamelle chez la femme, se prolongeant verticalement sur l'hypocondre gauche et le flanc jusqu'à hauteur environ de l'épine iliaque antéro-supérieure, s'infléchissant alors en ligne courbe vers la symphyse pubienne, où elle aboutit pour remonter de là, à droite, de façon absolument symétrique, jusqu'au bord supérieur du sternum et y rejoindre l'incision précédente. Au cas où une plaie, etc., devrait être intéressée par l'incision, faire largement dévier celle-ci au niveau de la plaie, etc. (1).

L'incision faite au menton peut pénétrer du premier coup jusqu'à l'os ; sur le cou, l'incision doit rester superficielle, ne comprenant que la peau et le tissu cellulaire sous-cutané et ménageant les tissus profonds ; sur le thorax, elle doit être tracée profondément jusqu'au squelette ; sur l'abdomen, enfin, elle doit rester superficielle, ne comprenant d'abord que la peau et le tissu graisseux sous-cutané : pénétrer du

(1) L'incision classique médiane sur le thorax et l'abdomen avec section des cartilages costaux, ou des côtes à leur voisinage en cas d'ossification des cartilages, donne trop peu de jour et d'espace, et les manœuvres dans le thorax par l'étroit volet ainsi pratiqué sont assez malaisées. La grande incision cutanée courbe que nous recommandons, avec section des côtes sur une ligne basse, nous paraît infiniment supérieure, et l'opérateur manœuvrant dans un champ découvert très large est, lors de l'extraction des organes thoraciques, exposé *au minimum* à se blesser sur les côtés.

premier coup dans la cavité péritonéale serait une grave faute ; on s'exposerait en effet à blesser l'intestin et à faire épancher les matières qu'il contient dans l'abdomen.

2o Disséquer à grands traits la peau et le tissu cellulaire de chaque côté de l'incision cervicale, depuis la lèvre inférieure jusqu'au sternum en direction verticale, et jusqu'aux angles de la mâchoire en direction latérale, de façon à mettre à nu tous les organes du cou.

Scier le maxillaire inférieur sur la ligne médiane ; libérer l'os de chaque côté en détachant au scalpel jusqu'à l'angle de la mâchoire les tissus du plancher buccal adhérents au bord inférieur du maxillaire ; écarter légèrement les deux branches de l'os. Saisir la pointe de la langue avec une pince et l'attirer en avant : la cavité bucco-pharyngée peut être alors explorée de la façon la plus complète jusqu'à l'entrée du larynx ; noter toute altération de la bouche et du pharynx et la présence éventuelle de corps étrangers.

Explorer méthodiquement les organes du cou : muscles, faisceau vasculo-nerveux latéral, glande thyroïde, larynx sur ses faces externes. Chez les victimes d'asphyxie mécanique par compression cervicale (pendaison, strangulation), l'examen du cou demande une attention spéciale ; il doit être fait *couche par couche*. La peau est soigneusement examinée à sa face interne. Les muscles sont examinés, disséqués, détachés, réclinés un à un. Le corps thyroïde est disséqué, enlevé et incisé méthodiquement (ecchymoses profondes). Le paquet vasculo-nerveux cervical est dégagé et examiné en place dans ses éléments constituants (ecchymoses ou lésions externes des carotides). Les cartilages laryngés, les anneaux trachéaux sont passés en revue. Enfin le conduit pharyngo-œsophagien et laryngo-trachéal est déplacé à droite et à gauche pour permettre l'examen de la paroi antérieure de la colonne cervicale et du tissu rétro-pharyngien (ecchymoses).

Mais en aucun cas il ne convient d'inciser ou d'enlever à ce moment le pharynx, l'œsophage, le larynx et la trachée :

3° Ouvrir la *cavité abdominale* de la façon suivante :

En un point bas de l'incision faite aux téguments abdominaux, et plutôt à gauche qu'à droite, poursuivre l'incision couche à couche sur une petite hauteur jusqu'au péritoine ; pincer le feuillet péritonéal, l'attirer en haut et lui faire aux ciseaux une petite boutonnière ; introduire la branche boutonnée d'une paire de ciseaux dans l'ouverture ainsi faite et sectionner la paroi abdominale dans toute son épaisseur, en suivant l'incision cutanée. La section doit aller d'un rebord des fausses côtes à l'autre sans pénétrer dans la cavité pleurale. Pour éviter de blesser les anses intestinales pendant l'opération, soulever la paroi avec l'instrument tout en la sectionnant et refouler l'intestin avec la main libre introduite dans la cavité abdominale et servant de conducteur et d'appui à l'instrument.

Le plastron abdominal étant ainsi complètement libéré en bas et sur les côtés, il faut le soulever de façon à découvrir l'intérieur de la cavité abdominale et pouvoir pratiquer un examen superficiel des organes abdominaux. Cet examen n'est qu'un examen général de rapport et de situation, qui a pour but de se rendre un compte général et sommaire de l'état des organes abdominaux avant toute communication avec la cavité pleurale et de signaler, en particulier, la présence de tout contenu pathologique dans la cavité péritonéale (pus, sang, sérosité, etc.). Il convient d'explorer non seulement la grande cavité péritonéale, mais aussi le grand et le petit bassin. Un simple déplacement léger, à la main, du paquet intestinal porté à droite ou à gauche ou légèrement soulevé en haut, suffit à cette exploration sommaire. S'il existe un épanchement notable, on l'évacuera à la cuiller (Voy. ci-dessous) ; on le recueillera et on en déterminera la quantité et la nature. S'il n'existe qu'un peu de sérosité d'hypostase dans le petit bassin, on peut, sans inconvénient, la négliger.

4° Réservant l'examen détaillé de la cavité abdominale et l'enlèvement des organes pour un temps ultérieur, il faut procéder maintenant à l'*ouverture de la cavité thoracique.*

A cet effet, on dispose d'abord sur la table d'opération, de chaque côté du cadavre, à la hauteur des derniers espaces intercostaux, une capsule de porcelaine destinée à recueillir les liquides qui pourraient s'échapper de la cavité pleurale au moment de son ouverture.

On sépare la clavicule du sternum en engageant la pointe d'un bistouri dans l'articulation sterno-claviculaire et en suivant avec cette pointe le contour de la tête claviculaire; mais il faut avoir soin de ne pas engager à fond le bistouri dans l'articulation, de ne pas ouvrir la capsule à sa partie inférieure, *de peur de blesser les importants vaisseaux sous-claviculaires* dont l'ouverture amènerait un épanchement de sang extrêmement fâcheux.

On prend alors le costotome et on coupe de chaque côté les côtes une à une, de bas en haut, en suivant l'incision cutanée tracée sur le thorax jusques et y compris la première côte. L'instrument doit être retiré après la section de chaque côte et remis en place sur la côte suivante pour en opérer la section. Il faut prendre soin de ne pas blesser les poumons sous-jacents, ce qui s'évite avec un peu d'attention, sauf dans le cas de symphyse pleurale. Lorsque l'on a atteint la hauteur de la première côte, il faut placer l'instrument de telle façon que ses mors embrassent à la fois cette côte et l'articulation sterno-claviculaire déjà demi-ouverte et bâillante, et opérer du même coup la section de la côte et la séparation totale de la clavicule et du sternum. Si, dès le premier coup de costotome, à l'ouverture de l'une ou l'autre plèvre, il s'écoule du liquide, il faut attendre que l'écoulement soit tari pour poursuivre la section des côtes. On recueillera tout le liquide dans la ou les capsules disposées d'avance à cet effet; on le transvasera dans un verre *gradué* de façon à en apprécier exactement la quantité; on en déterminera enfin la nature. Le liquide pleural qui n'a pu s'écouler à ce moment sera recueilli plus tard dans la cavité pleurale même, lors de l'ouverture totale de la cage thoracique.

Il faut maintenant enlever le large plastron, thoraco-abdominal, qui n'est plus retenu que par le diaphragme et par ses adhérences au médiastin antérieur. A cet effet, se plaçant à droite du cadavre, on saisit le plastron de la main gauche par son bord inférieur ; on le soulève et on l'attire en haut de façon à le bien tendre, et on sectionne de la main droite avec la lame du scalpel les insertions diaphragmatiques le long du rebord costal des côtes, sur toute la largeur du plastron. La pointe du scalpel ne doit pénétrer dans le thorax que de la quantité nécessaire pour détacher le diaphragme. Les attaches diaphragmatiques une fois coupées, on continue à attirer de plus en plus en haut le plastron, et l'on détache le sternum du médiastin antérieur en rasant de bas en haut la surface sternale avec la lame du bistouri. On surveille l'opération de façon à éviter toute blessure du péricarde.

Une bonne variante pour la libération du plastron thoraco-abdominal consiste à se placer à gauche du cadavre, à saisir le plastron de la main gauche dans sa portion thoracique, à le soulever aussi fortement que possible de façon à se procurer une vue sur l'intérieur de la cavité thoracique. On libère alors le sternum du tissu cellulaire médiastinal sous-jacent, en opérant de haut en bas, c'est-à-dire de la poignée du sternum vers l'appendice xiphoïde, par des coups de scalpel rasant le sternum à sa face profonde. L'opération est aisée, puisqu'elle est contrôlable par les yeux. Le sternum une fois libéré en arrière, il ne reste plus qu'à sectionner les attaches diaphragmatiques au plastron thoracique, ce qui se fait sans difficulté.

Le plastron thoraco-abdominal ainsi détaché doit être immédiatement examiné. L'état du sternum et celui des portions de côtes qu'il contient doit être noté (fractures) et aussi l'état des espaces intercostaux. Puis le plastron est disposé sur une table, la face viscérale en haut, et de longues incisions longitudinales parallèles, distantes d'un à deux travers de doigt, sont pratiquées dans la couche musculaire abdominale, du rebord costal au bord du plastron. Ces incisions doivent pénétrer toute la hauteur de la couche musculaire ; elles sont destinées à mettre en évidence les ecchymoses ou les épanchements intramusculaires éventuels.

5° La cavité thoraco-abdominale est maintenant largement ouverte ; l'opérateur va procéder à l'*examen des viscères*.

L'examen de tout viscère comporte toujours l'*examen superficiel en place*, l'*ablation*, et enfin l'*examen complet de l'organe détaché*. L'ablation des viscères se fait commodément dans l'ordre suivant :

Cœur ; poumons ; foie ; rate ; estomac ; intestins ; reins et capsules surrénales ; organes du petit bassin ; organes du cou et du médiastin postérieur ; aorte thoraco-abdominale et veine cave.

Tout organe enlevé peut être examiné immédiatement après son ablation, ou son examen peut être différé jusqu'après l'ablation totale de tous les viscères ; mais, quelle que soit la méthode choisie, on se rappellera que :

a. Tout viscère enlevé doit être séparé de tous les autres. C'est une détestable habitude que de déposer tous les organes pêle-mêle sur une table ou dans un plateau, baignant dans le sang ou les liquides organiques, ou l'eau de lavage. Nous conseillons de déposer chaque viscère isolément aussitôt après son ablation sur une plaque de liège et d'en faire l'examen et la section sur cette plaque même, où il doit demeurer jusqu'à ce que, l'autopsie étant définitivement terminée et toute nouvelle recherche paraissant superflue, les organes seront rassemblés pour être réunis dans le cadavre.

b. L'examen médico-légal des viscères comprend toujours la *pesée* et la *mensuration*, ou l'une ou l'autre suivant les cas, et les données fournies par cette pesée et cette mensuration doivent expressément figurer dans le rapport.

Avant d'enlever le cœur et les poumons, il faut tout d'abord examiner la surface externe du péricarde, le médiastin antérieur, les poumons à leur surface externe et les cavités pleurales.

Dans l'examen *en place des poumons*, on note leur aspect à la face antérieure ; on les soulève ensuite de façon à explorer leurs faces latérale et postérieure et aussi la cavité pleurale. On note les adhérences pulmonaires latéro-postérieures; on les détache si elles sont lâches ou demi-lâches. On évacue le liquide que peut contenir chaque cavité pleurale; cette évacuation se fait au mieux avec une cuiller large et profonde et munie d'une tige très longue de direction perpendiculaire à celle de la cuiller. Le contenu liquide de chaque plèvre est versé dans un verre à pied gradué et évalué exactement dans sa quantité et sa nature (sérosité; sang liquide ou coagulé, et dans quelle mesure ; pus; transsudat cadavérique).

On procède alors à l'*ablation du cœur*. A cet effet, on pince le sac péricardique à son bord diaphragmatique; on soulève légèrement la partie pincée, et l'on pratique sur elle une boutonnière aux ciseaux; on introduit alors dans la cavité péricardique ainsi ouverte la branche mousse d'une paire de ciseaux boutonnée, et l'on coupe le péricarde en ligne droite de la base au cul-de-sac aortique. On examine alors la surface externe du cœur ; on le soulève par sa pointe pour découvrir entièrement la cavité péricardique ; on évacue à la cuiller le liquide péricardique s'il s'en trouve ; on en détermine la nature et on mesure sa quantité en le versant dans un vase gradué. Puis on détache le cœur.

Depuis Virchow, l'*ouverture sur place* de cet organe est fort en faveur dans la pratique allemande ; si elle a quelques avantages, elle présente le très gros inconvénient de déverser dans le sac péricardique du sang qui peut ensuite s'épancher à l'extérieur, tomber dans le cadavre, et devient ainsi une cause ennuyeuse de souillure. Nous préférons toujours enlever le cœur avant de l'ouvrir en prenant toutes précautions pour que son sang ne s'épanche pas dans le cadavre. Nous n'ouvrons le cœur en place et encore partiellement que dans un seul cas, à savoir lorsqu'il y a soupçon de mort subite par embolie pulmonaire (phlébite, *phlegmatia alba dolens*), ce qui, dans la pratique médico-légale, représente une rare exception. Dans ce cas, il peut être avantageux, en effet, de constater sur place l'existence de caillots emboliques dans l'artère pulmonaire et d'éviter tout déplacement du cœur qui pourrait chasser un caillot. Il faut alors inciser sur place le ventricule droit sur son bord externe, pénétrer dans la cavité ventriculaire, couper aux ciseaux, dont on introduit la branche boutonnée dans l'ouverture ainsi faite, la paroi ventriculaire le long de la cloison, pénétrer dans l'artère pulmonaire et la sectionner ainsi que ses branches de bifurcation.

Dans tous les autres cas, nous détachons le cœur avant de l'examiner, et cela par le procédé suivant :

Si le cœur apparaît flasque et vide — ce dont il est assez aisé de se rendre compte par la simple inspection et ce qui est la règle sur les cadavres putréfiés — on peut l'enlever immédiatement sans autre précaution ; on saisit l'organe par la pointe, on l'attire en haut et en avant, on sectionne la veine cave d'abord dans la cavité péricardique, puis les vaisseaux de la base aussi haut que possible au ras du sac péricardique.

Si le cœur, au contraire, contient du sang, on l'enlève, *après ligature préalable des vaisseaux efférents et afférents* : de cette façon, le cœur ne perd pas une goutte de son sang, rien ne s'épanche dans le péricarde, et l'examen, beaucoup plus aisé sur le cœur détaché que sur le cœur en place, garde néanmoins tous les avantages que pouvait présenter l'examen du cœur en place.

La ligature des vaisseaux du cœur se fait en plusieurs groupes : tronc aortique et pulmonaire, tronc de la veine cave supérieure ; vaisseaux pulmonaires gauches, tronc de la veine cave inférieure ; vaisseaux pulmonaires droits. Une double ligature passée avec le porte-fils est jetée sur chaque groupe, et on sectionne entre les deux ligatures (1).

(1) Si on préfère éviter cette petite manœuvre, d'ailleurs fort simple, qui assure la propreté absolue et est de rigueur quand on désire

L'examen du cœur se fait par les méthodes connues. L'expert notera le poids du cœur et prêtera une attention spéciale à l'état des valvules aortiques, de l'aorte à sa naissance, des artères coronaires, du myocarde, car c'est dans les altérations de ces parties que se trouve l'explication de la majorité des cas de mort subite. Il notera aussi l'état du sang contenu dans les diverses parties du cœur (liquide ou coagulé, abondant ou rare, etc.), si important *au moins théoriquement* dans l'asphyxie.

L'*enlèvement des poumons* suit l'enlèvement du cœur. Pour y procéder, on dégage entièrement le poumon de la cavité pleurale ; on s'assure qu'il n'est retenu que par son hile, et l'on sectionne ce hile après l'avoir saisi entre le médius et l'index placés à califourchon sur lui et attirant le poumon fortement en haut. En cas de symphyse pleurale ancienne et résistante, c'est-à-dire en cas de fusion du poumon avec la paroi, le plus simple est de décortiquer la plèvre costale et d'enlever en bloc poumon et plèvre.

Dans les cas de submersion seulement, l'ablation du poumon doit être précédée de l'ouverture sur place du larynx et de la trachée, de façon à déceler avant toute manœuvre inopportune la présence éventuelle de l'écume bronchique dans ces conduits. Cette ouverture se fait de bas en haut sur la ligne médiane antérieure.

Dans tous autres cas, le larynx et la trachée restent intacts jusqu'au temps de l'autopsie qui les concerne (Voy. ci-dessous).

Pour l'*enlèvement du foie* qui suit celui des poumons, dégager l'organe, en sectionner toutes les attaches, jeter une double ligature sur le hile et sectionner entre les deux

connaître exactement la quantité et l'état du sang dans chaque cavité (asphyxies diverses, submersion), on peut opérer comme quand le cœur est supposé vide, mais en tendant le sac péricardique de façon à en faire un récipient à parois élevées qui recevra le sang échappé du cœur, que l'on évacuera ensuite à la cuiller et à l'éponge ; puis on laissera dans le sac péricardique vide une éponge formant tampon et absorbant le sang coulant des vaisseaux sectionnés.

ligatures ; peser l'organe, le déposer sur une plaque de liège, etc., etc.

L'*ablation de la rate* n'offre aucune difficulté.

L'*ablation de l'estomac* se pratique de la façon suivante :

On détache l'épiploon du pylore au cardia ; on jette une double ligature sur le cardia et le pylore, et on détache l'estomac entre ces deux ligatures, de façon à ce que son contenu ne s'épanche pas dans le cadavre. Après ablation, on évacue le contenu de l'estomac ; à cet effet, on maintient l'estomac verticalement par une de ses extrémités au-dessus d'un vase gradué, et de telle façon que l'autre extrémité s'engage dans ce vase ; on coupe la ligature sur celle-ci et on laisse couler le contenu de l'organe dans le vase gradué ; on note la quantité et la qualité du contenu stomacal et sa nature.

On procède à l'enlèvement de l'*intestin grêle* et du *gros intestin* séparément et successivement, en commençant par le gros intestin. Jeter une double ligature sur le rectum et une double ligature sur l'intestin grêle, au ras du cæcum. Couper entre les deux ligatures et détacher le gros intestin en procédant soit de bas en haut, soit de haut en bas, ce qui est indifférent. On apportera une attention spéciale à l'état de l'appendice, qu'on ne négligera jamais d'ouvrir. Pour l'examen du contenu du gros intestin et pour l'examen de sa muqueuse, on pratiquera comme il va être dit pour l'intestin grêle, à l'enlèvement duquel il faut procéder maintenant.

A cet effet, on détache l'intestin grêle du mésentère, de bas en haut, en commençant par la partie terminale de l'iléon (précédemment liée) ; on se sert pour l'opération d'un couteau à lame longue et étroite, que l'on tient comme un archet et avec lequel on donne de petits coups sur le mésentère, au ras de son insertion à l'intestin. La manœuvre est des plus simple : il suffit de procéder avec douceur pour détacher l'intestin grêle sans le blesser et sans laisser de ponts de tissu mésentérique. Lorsque l'opérateur arrive à hauteur de la portion supérieure du jéjunum, il doit procéder avec la plus grande attention ; il dégagera le duodénum avec précaution, détachera le pancréas aussi près que possible du coude duodénal, et l'intestin grêle se trouvera ainsi entièrement libéré. On peut alors examiner le mésentère (ganglions), examiner sur place le pancréas, l'enlever et le sectionner méthodiquement.

Puis on procède à l'évacuation du contenu de l'intestin grêle dans un récipient gradué, ce qui se fait en engageant légèrement le bout inférieur de l'intestin dans ce récipient. On sectionne la ligature que porte ce bout ; on refoule par des pressions extérieures progressives de haut en bas le contenu intestinal dans le récipient. Ceci fait, on étale l'intestin sur une table et on en nettoie l'intérieur par un jet d'eau lancé doucement jusqu'à ce que l'eau de nettoyage ressorte claire. Enfin on ouvre l'intestin grêle suivant l'insertion mésentérique à l'aide de l'entérotome ; on l'étale à nouveau et on l'examine en apportant la plus grande attention à l'état des plaques de Peyer et des follicules clos.

L'*ablation des reins et des capsules surrénales* suit celle de l'intestin. Il est absolument illogique qu'elle la précède; comme cela se fait dans certaines techniques opératoires.

La méthode la plus simple pour enlever ces organes est de les décoller en bloc par la face postérieure, en les faisant basculer en haut et en dedans. On a soin de dégager en même temps l'uretère jusqu'à son entrée dans le bassin ; on le sectionne à ce niveau et on l'enlève avec les reins et les capsules surrénales.

On dégage alors les reins de leur loge ; on les examine méthodiquement (pesée ; surface externe ; incision longitudinale médiane par le bord externe, répartition des substances corticale et médullaire) ; puis on dégage à leur tour les capsules surrénales et on en fait l'examen.

Après l'ablation du rein et des capsules surrénales vient celle des *organes cervicaux* et des *organes situés dans la poitrine et dans l'abdomen*, au-devant de la colonne vertébrale, c'est-à-dire : *œsophage*, *trachée*, *gros vaisseaux médians*.

Avant de procéder à leur ablation, il est bon de faire sommairement la toilette du cadavre à l'intérieur, d'enlever le sang ou les liquides divers qui ont pu s'épancher dans la cavité thoracique ou dans la cavité abdominale, de sectionner les lambeaux péricardiques, les lambeaux latéraux du diaphragme, etc.

Pour faire l'ablation des organes susdits, on saisit la langue à sa pointe, avec une pince; on l'attire en avant ; on sectionne les piliers du voile du palais, puis la paroi postérieure du pharynx, et, continuant à attirer la langue en avant, on détache le pharynx, puis l'œsophage de la colonne vertébrale : des petits coups de la pointe du bistouri rasant avec précaution la colonne vertébrale aident au détachement. Il faut, pendant toute cette manœuvre et pendant que s'effectue progressivement le détachement des organes cervicaux, avoir toujours les yeux sur le paquet vasculo-nerveux du cou, qui doit être ménagé avec soin et coupé seulement par une incision franche à son émergence du thorax à même hauteur de chaque côté.

Lorsque le détachement des organes du cou est opéré, on continue par le même procédé, c'est-à-dire traction en haut et en avant et petits coups de bistouri portés au-devant de la colonne vertébrale, à détacher les organes restés en place au-devant de la colonne dorsale, puis de la colonne lombaire. Lorsque le décollement a atteint la partie inférieure de la colonne lombaire, on sectionne les vaisseaux iliaques de l'un et de l'autre côté, après avoir jeté sur eux une double ligature, et on enlève le bloc détaché. On le dépose sur la table d'autopsie, la partie postérieure regardant en haut. On détache d'abord la langue et on y pratique une série d'incisions perpendiculaires à son grand axe (blessures profondes éventuelles). On ouvre le pharynx et l'œsophage, jusqu'à la ligature placée sur le cardia par une incision longitudinale médiane faite sur la paroi postérieure. On ouvre ensuite le larynx, la trachée et la bifurcation de la trachée par la paroi postérieure. On écarte les deux moitiés du larynx par une forte traction; de façon à en examiner aisément l'intérieur. On ouvre ensuite l'aorte abdominale par la paroi postérieure, en partant d'une artère iliaque; on poursuit ensuite la section sur l'aorte thoracique, et enfin sur les gros troncs qui en émergent dans la partie adhérente à l'aorte thoracique (tronc brachio-céphalique, artère sous-clavière, carotide primitive).

Enfin on ouvre les artères carotides demeurées dans leur situation normale sur les côtés de la colonne vertébrale; l'ouverture doit se faire aux ciseaux boutonnés et avec précaution, de façon à ne pas produire de blessures de la tunique interne qui pourraient donner le change avec des lésions déterminées pendant la vie (pendaison, strangulation à la corde).

L'*ablation des organes du petit bassin* se place à ce moment. Elle présente, chez la femme, spécialement dans les cas de grossesse et d'avortement, un intérêt capital en pratique médico-légale, et elle exige une technique spéciale, qui, respectant les rapports des organes, en permette un examen complet et aisé. Or l'examen dans la cavité même du petit bassin est malaisé. Voici la méthode, très simple et d'exécution facile, que nous suivons :

Après avoir reconnu superficiellement l'état des organes (utérus, culs-de-sac péritonéaux, annexes, vessie), après avoir noté, puis évacué, tout épanchement ou pathologique ou cadavérique du petit bassin, on sépare par une dissection faite avec précaution la vessie de la paroi postérieure de la symphyse. On dégage la symphyse pubienne en avant en incisant verticalement de quelques centimètres de chaque côté les téguments du pubis, en disséquant le lambeau cutané et en le rabattant en bas. On opère la disjonction de la symphyse même à l'aide d'un trait vertical de couteau qui la divise dans toute sa hauteur; on fait écarter fortement les cuisses du cadavre, de façon à porter la disjonction au maximum. Alors, avec un couteau à lame longue et étroite, on pratique sur les téguments et en partant de l'extrémité d'une des petites incisions déjà faites à la peau pour dégager la symphyse — celle de gauche de préférence — une incision externe qui suit toute la paroi osseuse inférieure du petit bassin, c'est-à-dire qui embrasse dans son ovale allongé les organes génitaux externes et l'anus, et vient se terminer au niveau de la région pubienne à la petite incision déjà faite antérieurement de l'autre côté (côté droit). L'incision doit diviser de dehors en dedans toutes les parties molles externes jusqu'au squelette. Puis on porte le couteau dans le petit bassin même ; on sectionne toutes les parties molles en rasant le plancher du bassin ; l'incision interne doit rejoindre l'incision externe. Les organes pelviens sont ainsi libérés comme l'ont été précédemment les parties ano-génitales externes. Quand la libération est complète, il ne reste plus qu'à attirer en bloc les organes génitaux externes et les organes pelviens au dehors par la large ouverture qu'ont procurée la symphyséotomie et l'écartement forcé de la symphyse. L'ensemble des organes génitaux externes et internes se présente alors *dans leur situation naturelle*, sans qu'un seul rapport soit changé, et se prête à un examen aussi complet que possible.

Dans cet examen, il faut d'abord reconnaître l'état des organes génitaux externes. On ouvre ensuite la vessie par la partie supérieure et on explore sa cavité ; puis on ouvre le vagin aux ciseaux par sa paroi supérieure, sur la ligne médiane depuis l'anneau vulvaire jusqu'au col. On reconnaît l'état de la muqueuse vaginale, ses altérations traumatiques éventuelles, et on prélève des échantillons des sécrétions existantes, si besoin est. On mesure l'utérus extérieurement du col au fond et aussi suivant son plus grand diamètre transverse. On introduit une branche des ciseaux dans la cavité cervicale, et on sectionne le col sur sa lèvre antérieure, puis, sans retirer les ciseaux, on sectionne la paroi antérieure de l'utérus suivant deux directions divergentes allant, l'une vers l'embouchure de la trompe droite, l'autre vers l'embouchure de la trompe gauche, et découpant un lambeau triangulaire sur la face antérieure de l'utérus. On relève ce lambeau, on examine l'intérieur de la cavité, la muqueuse utérine, on recherche les traces d'une insertion placentaire, etc. On mesure ensuite la cavité utérine du col au fond et dans sa largeur maxima ; on mesure l'épaisseur des parois. En cas de perforation reconnue ou soupçonnée lors de l'examen externe (orifice net sur le fond ou la paroi postérieure ou dépôt de fausses membranes purulentes), il faut agir avec la plus grande prudence, de façon à ne pas compromettre l'examen de la perforation. On pratique ensuite des coupes parallèles horizontales sur toute la hauteur de l'utérus que l'on a refermé par réapplication du lambeau antérieur, de façon à déceler tout trajet traumatique, toute lésion des parois (phlébite, etc.).

L'examen des *annexes* suit celui de l'utérus. Les ovaires, après examen externe (cicatrices), seront toujours sectionnés en deux moitiés suivant leur grand axe. Les corps jaunes y seront soigneusement recherchés et décrits.

L'examen du rectum termine l'opération.

Chez l'homme, les organes du petit bassin ont une importance beaucoup moins grande. Le *même procédé d'ablation* donne d'ailleurs, le cas échéant, les mêmes avantages et permet l'étude des vésicules séminales, de la prostate, etc. Mais ici l'opération doit toujours être précédée du dégagement des testicules et du cordon, qui, s'ils demeuraient en place, gêneraient l'enlèvement en bloc. Pour dégager ces organes, rechercher le cordon à son passage sur l'arcade pubienne, le bien mettre à nu, le saisir et attirer le testicule hors du scrotum de bas en haut en tirant sur le cordon. On se contentera ordinairement d'ouvrir sur place la vessie et d'examiner les testicules attirés hors du scrotum avec le cordon, comme il vient d'être dit.

b. **Cavité cranienne.** — Faire une incision au cuir chevelu allant de la partie postérieure d'une oreille à l'autre; disséquer les deux lambeaux, les rabattre en avant et en arrière, en découvrant la calotte cranienne dans toute son étendue, c'est-à-dire de l'arcade sourcilière à la partie inférieure de la protubérance occipitale externe ; noter toutes lésions internes du cuir chevelu (plaies, ecchymoses, etc.). Examiner la surface du péricrâne et en noter les lésions (hémorragies, ecchymoses, etc.). Nettoyer la surface du péricrâne de façon à apercevoir nettement les lésions sous-péricraniennes, et en cas d'épanchement sanguin ou d'ecchymoses en dessous du péricrâne, inciser à leur niveau pour en prendre une connaissance exacte. S'il existe des fractures de la voûte, en prendre une première notion dès ce moment.

Adoptant une pratique que nous avons trouvée en usage à la Morgue, nous faisons en un seul temps la coupe de la calotte osseuse cranienne et de la substance cérébrale sous-jacente. Quelque inconvénient que puisse présenter *a priori* cette pratique, nous la croyons bonne à conseiller en autopsie judiciaire. L'enlèvement de la calotte cranienne au marteau, en usage dans les hôpitaux parisiens, est en effet un non-sens dans les autopsies judiciaires, car il empêche la constatation exacte des lésions osseuses, et il peut lui-même en créer, ce qui est non moins fâcheux. Le détachement de la calotte cranienne seule, à la scie, en respectant la dure-mère et le cerveau, est une pratique absolument rationnelle, mais souvent malaisée pour un opérateur seul. Elle exige d'ailleurs, pour être menée à bonne fin, l'aide de quelques coups de gouge ou de ciseau, qui, même donnés avec précaution, ne sont pas sans inconvénients et peuvent créer ou agrandir des lésions osseuses déjà existantes.

La section en un seul temps de la calotte et du cerveau est, au contraire, relativement aisée ; sans doute, *elle semble* entamer le cerveau de façon un peu brutale, mais elle ne produit, après tout, avec une scie à lame étroite, qu'une coupe horizontale à peu près aussi nette que celle que l'on pratique au couteau sur le cerveau mis à nu dans les procédés ordinaires. Elle n'empêche la constatation utile d'aucune lésion telle que foyer hémorragique, et bien au contraire dans certains cas, tel celui d'hémorragie de l'artère méningée moyenne, elle donne du premier coup une coupe admirable du foyer hémorragique. Pour toutes ces raisons, nous nous sommes rallié à la pratique de nos prédécesseurs. Voici la façon d'opérer :

Placer un billot sous le cou du cadavre ; se placer à gauche de la tête ; saisir fortement le cuir chevelu rabattu en avant de façon à maintenir la tête, et, avec la scie de boucher à lame haute, solide et étroite, dont nous avons parlé, tracer d'abord une sorte de petite rainure horizontale sur la calotte cranienne à la partie antérieure et médiane du frontal, un peu au-dessus de la ligne bisourcilière. Scier alors exactement (sauf indication contraire, telle que présence d'une fracture), suivant la grande circonférence du crâne, perpendiculairement à l'axe vertical de la tête, en donnant de longs traits de scie jusqu'au détachement complet du segment supérieur de la calotte cranienne. La seule difficulté de l'opération consiste à bien maintenir la tête ; on peut cependant y réussir même seul, et à plus forte raison avec un aide. Si la scie s'engage trop ou se coince, il faut écarter ou faire écarter avec une pince les bords de la section osseuse à la partie antérieure.

Renverser en bas et en arrière sur l'occiput le segment de calotte détaché avec la portion des hémisphères cérébraux qu'il contient ; sectionner la languette de dure-mère qui le retient encore dans la région occipitale et enlever la calotte avec son contenu. Extraire les segments d'hémisphère cérébraux de l'intérieur de la calotte en les décollant de la voûte avec le médius et l'index glissant de chaque côté de la faux du cerveau, et déposer ces hémisphères sur un liège, la face supérieure en haut.

Examiner la face interne de la dure-mère sur le segment de calotte détaché ; ouvrir le sinus longitudinal supérieur ; détacher la dure-mère, examiner sa face supérieure puis la face inférieure de la voûte ; détacher alors le péricrâne à la surface externe de la voûte et examiner cette dernière. Ne pas oublier de noter l'épaisseur des os du crâne, dont on juge aisément sur la surface de section.

Extraire du crâne la partie restante du cerveau et le cervelet avec la moelle allongée et la protubérance, suivant le procédé bien connu : soulèvement des hémisphères de bas en haut et d'avant en arrière, section des nerfs craniens et des vaisseaux, section de la tente du cervelet et section enfin du bulbe à sa partie inférieure. Les organes encéphaliques enlevés sont déposés sur une plaque de liège pour y être examinés ainsi que la partie antérieurement extraite. Mais, avant de procéder à cet examen, il faut visiter soigneusement la base du crâne, enlever la dure-mère avec des pinces à mors solide et examiner les os mis à nu (fracture de la base). L'examen du cerveau dans ses deux parties successivement extraites, du cervelet, de la protubérance et du bulbe, se fait ensuite par les méthodes usuelles : coupes verticales légèrement obliques sur le cerveau (coupes de Pitres), etc.

La base du cerveau, l'état des artères de l'hexagone et des artères sylviennes dans la scissure, méritent toujours une attention particulière.

L'autopsie se termine par l'*ouverture de la cavité rachidienne* s'il est nécessaire de l'entreprendre. Mais, avant de la pratiquer, et pour éviter plusieurs déplacements du cadavre, il faut procéder à une série d'*utiles constatations trop souvent négligées* sur la face antérieure du cadavre. Ces constatations portent sur :

a. L'état des côtes, qu'il faut visiter une à une (fracture), et l'état des espaces intercostaux, qui seront incisés dans toute leur étendue en cas d'ecchymoses ou d'épanchement sanguin ;

b. L'état de la colonne vertébrale ;

c. L'état du bassin osseux ;

d. L'état des membres. S'il y a lésion osseuse dans la continuité ou lésion articulaire, inciser le foyer de fracture largement, ou l'articulation.

Faire enfin sur la face antérieure, antéro-externe et antéro-interne des membres supérieurs et inférieurs, une série de *longues et profondes incisions parallèles* (crevés) pour déceler les épanchements hémorragiques et autres lésions musculaires ou interstitielles profondes. Retourner alors le cadavre pour exécuter l'ouverture de la cavité rachidienne et aussi les *crevés* sur le tronc et la face postérieure des membres, ou bien ceux-ci seulement si l'ouverture de la cavité rachidienne n'est pas jugée indispensable.

c. **Ouverture de la cavité rachidienne.** — Elle n'a pas évidemment en autopsie judiciaire la même importance qu'en anatomie pathologique ordinaire, car les lésions chroniques de la moelle ne jouent dans la mort subite médico-légale qu'un rôle bien médiocre ou nul. L'examen de la moelle, d'autre part sur des cadavres qui ne sont ouverts souvent que plusieurs jours après la mort, ne donne que des résultats à peu près nuls en raison de la liquéfaction putréfactive de la moelle, qui est extrêmement rapide, ainsi qu'on le sait. Ce que l'on recherche surtout dans l'autopsie judiciaire, ce sont les lésions traumatiques diverses, les hémorragies rachidiennes et enfin les lésions de méningite spinale aiguë (méningite cérébro-spinale) qui peuvent être l'occasion de morts suspectes.

Lorsque l'on fait, dans les autopsies hospitalières, de propos délibéré, l'ouverture du canal rachidien, il est mieux de commencer l'autopsie par cette opération. L'ouverture, en effet, se fait plus aisément sur un cadavre entier que sur un cadavre dégarni déjà de ses viscères et d'une partie de son squelette thoracique. Mais, en autopsie judiciaire, on est généralement amené secondairement, par telle ou telle constatation faite au cours de l'autopsie, à pratiquer l'ouverture du canal rachidien, et, d'autre part, comme elle n'est que d'importance tout à fait secondaire par rapport à l'ouverture des autres cavités, nous croyons qu'il vaut mieux la maintenir dans la série des opérations au rang que nous indiquons ici ; en pratique, en effet, elle n'est presque jamais opérée qu'à la fin de l'autopsie.

L'opération sera faite faute de mieux — car la technique en usage est quelque peu grossière et imparfaite — par le procédé classique dans les autopsies hospitalières et sur lequel il est inutile d'insister : incision longitudinale des téguments sur les apophyses épineuses de l'occiput au sacrum, dégagement des gouttières vertébrales, section des arcs vertébraux au rachitome et de préférence au rachitome droit ; enlèvement du segment vertébral détaché sur toute la hauteur de la moelle ; mise à nu du cordon médullaire, extraction de ce cordon de bas en haut ; examen de la dure-mère ; section du cordon par tranches verticales, etc.

Il faut attacher une importance particulière à l'état des parois du canal rachidien après que celui-ci a été vidé de tous ses organes.

Telle est la technique que nous avons adoptée pour les autopsies ordinaires d'adultes. Elle repose sur les principes suivants :

Propreté d'exécution poussée aussi loin que possible dans une opération de ce genre et assurée par la ligature des vaisseaux et celle des organes creux avant leur extraction ;

Ouverture très large des cavités avec tous ses avantages : vue d'ensemble et extraction sans difficultés des organes;

Examen superficiel des viscères en place suivi de leur extraction dans l'ordre naturel et de leur examen complet hors du cadavre.

Cette technique est d'exécution très facile. La seule difficulté opératoire qui puisse s'y rencontrer consiste dans le détachement de la calotte crânienne avec le cerveau à la scie ; mais deux ou trois séances d'apprentissage suffisent grandement à obtenir l'habileté manuelle nécessaire.

L'opérateur ne doit pas se dissimuler d'ailleurs que l'exécution d'une autopsie d'après cette technique demande *au minimum* de deux à trois heures, mais aucune méthode connue ne permet de mener à bien une autopsie en un délai plus court. Toute autopsie judiciaire faite, comme il en est trop, en une demi-heure, en une heure même, est une autopsie qui peut être taxée d'avance d'insuffisante et de lacunaire ; l'opération la plus importante de la médecine légale doit être traitée avec tout le sérieux qu'elle mérite.

L'opérateur fera bien de dicter ses constatations au fur et à mesure ; reconstituer de mémoire les détails multiples d'une autopsie, même dans le plus bref délai après la fin de celle-ci, est une méthode assez aventureuse. Si l'expert opère seul ou sans aide suffisant, il pourra écrire d'abord le résultat de l'examen externe, puis procéder à l'ouverture du cadavre et noter immédiatement après celle-ci les résultats qu'elle a fournis.

Si quelqu'un des magistrats intéressés (juge d'instruction, procureur ou substitut) assiste à l'opération et réclame des *conclusions immédiates* de l'expert, celui-ci pourra fournir un *avis sommaire* dans les cas *de toute évidence*, tels que mort par hémorragie cérébrale, par fracture du crâne, par coup de feu, par coup de couteau dans le cœur ou dans le poumon, etc., mais sans entrer dans aucun des détails qui exigent réflexion. Dans tous autres cas, c'est-à-dire dans les cas un peu délicats — mort subite ; diagnostic épineux entre un cas de suicide et un cas d'homicide, etc., — il devra refuser absolument de donner une conclusion même sommaire et fera comprendre au juge, souvent trop pressé d'obtenir une solution ferme, le danger de ces conclusions au pied levé, qu'il faut rectifier dans le rapport détaillé, quand on a pesé à tête reposée toutes les données du cas.

B. — AUTOPSIE D'UN NOUVEAU-NÉ.

L'expert notera tout d'abord l'état de conservation du cadavre, les phénomènes cadavériques (ordinairement peu prononcés) et le degré de putréfaction. S'assurer du sexe.

Peser le cadavre ; le *mesurer* de façon exacte du vertex aux talons en le plaçant sur le dos et en l'étendant bien à fond sur un plan horizontal.

Prendre au compas d'épaisseur les *diamètres antéro-postérieur et bipariétal de la tête* ; au besoin, mesurer la circonférence maxima de la tête.

Rechercher la présence de l'*enduit sébacé*, ses localisations ; l'état des *ongles* aux pieds et aux mains (bien formés ou non; affleurant ou non ou dépassant l'extrémité des orteils et des doigts) ; la longueur des *cheveux*.

Noter la situation des *testicules* chez les garçons ; la conformation des *organes génitaux externes* chez les filles. Examiner l'*anus* ; s'assurer qu'il est normalement ouvert.

Noter l'état du *cordon ombilical*; la hauteur du corps à laquelle il s'insère ; sa longueur, son état de fraicheur ou de dessiccation ; la présence ou l'absence d'une ligature à son extrémité ; l'état de son extrémité libre, sectionnée ou arrachée ; décrire l'arrachement. Si le cordon est trop sec pour se prêter à un examen utile de son extrémité, sectionner le bout libre dans une certaine étendue et mettre le fragment dans l'eau chaude pour en déterminer l'humectation, qui permettra un meilleur examen.

Si le *placenta* est adhérent au cordon, le séparer pour en faire un examen méthodique (diamètre, état des faces, cotylédons, modifications pathologiques, etc.).

Noter les *souillures* du cadavre (sang, méconium), leurs localisations, leur étendue; laver ensuite le cadavre soigneusement.

Rechercher les traces de *violences externes* (égratignures, ecchymoses, plaies) en portant une attention spéciale au cou (*sillons vrais* à distinguer des *sillons faux*, coups d'ongles), au visage et au pourtour de la bouche et du nez. S'assurer de la présence ou de l'absence d'ecchymoses palpébrales.

Placer un petit billot sous les épaules du cadavre et procéder à l'*ouverture*.

L'incision d'ouverture est analogue à celle qui a été décrite chez l'adulte ; elle part du bord supérieur de la lèvre inférieure et se poursuit sur les parties latérales du thorax et de l'abdomen, comme il a été dit à propos de l'autopsie de l'adulte.

Cette incision tracée, on procède à l'*examen du cou*, examen qui doit se faire plan par plan sur les faces antérieure et latérale. La peau est d'abord disséquée sur le menton et le cou ; elle est écartée largement des deux côtés au moins jusqu'à la ligne d'angle des mâchoires. Sa face interne est examinée ; puis les muscles cervicaux sont disséqués un à un de la périphérie vers la profondeur, examinés, puis sectionnés et réclinés soit en haut, soit en bas. Dans cette dissection, avoir soin de bien ménager la veine jugulaire.

Toutes les lésions, ecchymoses, etc., du tissu cellulaire intermusculaire, des muscles, seront notées soigneusement, précisées dans leur *topographie* et dans leurs *dimensions*, et la dissection des parties profondes du cou sera poursuivie ainsi jusqu'à la mise à nu du larynx et de la trachée.

Le *corps thyroïde* sera examiné en place, enlevé et sectionné.

Le paquet vasculaire latéral du cou sera examiné sans être ouvert ; on recherchera dès cet instant la présence possible de lésions telles qu'ecchymoses au-devant de la colonne vertébrale cervicale.

On *sectionne* alors le *maxillaire inférieur* au ciseau sur la ligne médiane ; on décolle le plancher de la bouche le long du bord du maxillaire inférieur de chaque côté jusqu'aux angles du maxillaire ; on écarte les branches de l'os ; on saisit la langue avec une pince ; on l'attire en avant et on procède à une visite minutieuse de la cavité buccale ainsi que des parties profondes (vestibule du pharynx, entrée du larynx). Tout corps étranger est extrait et examiné.

On ouvre alors l'*abdomen* et le *thorax* comme chez l'adulte. La section des côtes se fait sur les parties latérales aux ciseaux et, à la partie supérieure, les ciseaux s'engagent dans l'articulation sterno-claviculaire ou mieux coupent franchement la clavicule.

On détache le plastron abdominal et on jette un coup d'œil sur les viscères en place. On note tout spécialement l'état des *poumons*, leur *couleur*, leur *volume* et la *situation du poumon gauche par rapport au cœur.*

On ouvre le *larynx* et la *trachée en place* par la partie antérieure et médiane ; on recherche les corps étrangers qui peuvent se trouver dans les voies aériennes supérieures (asphyxie intra-utérine : bouchon de *vernix caseosa*, de méconium, etc.). On racle légèrement la muqueuse trachéo-laryngée ou mieux on en aspire le contenu liquide éventuel avec une *pipette* pour examen microscopique ultérieur, si l'examen macroscopique n'a point donné de résultats et qu'il y ait lieu néanmoins de soupçonner l'asphyxie intra-utérine.

On enlève alors en bloc les organes du thorax et du cou ; à cet effet, on attire la langue en avant avec une pince ; on sectionne les piliers du voile, la paroi postérieure du pharynx, et on détache la masse des organes cervico-thoraciques de la colonne vertébrale par de petits coups de scalpel donnés avec précaution sur le tissu cellulaire du médiastin postérieur. On a soin de ménager les vaisseaux latéraux du cou jusqu'au point de leur émergence hors du thorax ; on les coupe à cet endroit.

Au moment où cette opération de détachement est arrivée à hauteur du diaphragme, il faut *jeter une double ligature sur l'œsophage* à la terminaison de sa portion thoracique, couper entre les deux ligatures, sectionner les vaisseaux traversant le diaphragme au-dessus du muscle, et extraire alors la masse des organes thoraco-cervicaux, ainsi libérés.

On procède alors à un premier essai de *docimasie pulmonaire hydrostatique* en plongeant dans l'eau d'une cuvette large et haute l'ensemble des organes thoraciques encore unis aux organes du cou. Les poumons et le cœur ne doivent plonger que de la quantité strictement nécessaire à mettre en évidence la faculté ou la non-faculté de surnatation des poumons. A cet effet, il est bon de ne pas abandonner la masse thoraco-cervicale dans l'eau de la cuvette, mais de la maintenir sur le plan de l'eau à l'aide d'une pince saisissant la langue, l'attirant en haut et maintenant l'ensemble des organes dans la situation convenable (1).

(1) C'est la pratique conseillée par Richter (de Vienne), et elle donne les meilleurs résultats.

On note les résultats de cet essai, puis on détache les poumons de la masse thoracique.

Chaque poumon est méthodiquement examiné à sa surface externe (ecchymoses, couleur, marbrure, vésicules aérées) : la *loupe* est absolument indispensable dans cet examen. Le poumon est ensuite soumis tout entier à un *essai hydrostatique* et plongé dans l'eau de la cuvette.

Le poumon extrait de la cuvette est alors soumis à des coupes méthodiques faites dans toute la hauteur du poumon, mais laissant les tranches en continuité les unes avec les autres. On note sur ces coupes s'il sort du sang et en quelle quantité, s'il sort de l'écume ou du mucus ; on exerce une légère pression sur les tranches, de façon à mettre en évidence le contenu des bronches (mucus, muco-pus, etc.).

Puis, *lobe à lobe*, les poumons sont découpés en *fragments, que l'on plonge dans l'eau de la cuvette.* On note la proportion et la topographie des fragments surnageant ou s'immergeant. Les parties qui ont paru atélectasiées à l'œil nu ou à la loupe doivent être l'objet d'une attention toute particulière.

L'épreuve est enfin complétée par la pression sous l'eau des divers fragments ou de ceux d'entre eux qui peuvent donner lieu à quelque doute d'interprétation. La pression sous l'eau dégage de fines bulles aérées montant à la surface si les fragments contenaient de l'air, et la pression, si forte soit-elle, n'arrive jamais à expulser tout l'air et à faire plonger un fragment normalement aéré.

Le *thymus* est disséqué, enlevé, pesé et méthodiquement coupé (ecchymoses à la surface ou dans l'intérieur).

On détache et on examine le *cœur*. La recherche des voies fœtales, toujours ouvertes chez le nouveau-né à terme, ne présente en somme que peu d'intérêt pratique.

On détache et on extrait le *foie*, puis la *rate*.

On procède alors à l'enlèvement par fragments du paquet gastro-intestinal aux fins de la *docimasie gastro-intestinale*. A cet effet, on place une double ligature sur le duodénum, une double ligature sur le cardia, une double ligature sur la partie terminale de l'intestin grêle au voisinage du cæcum, une double ligature enfin sur le rectum. On sectionne l'estomac entre ses deux ligatures, l'intestin grêle de même, et enfin le gros intestin, et on place chacune de ces parties séparées dans l'eau d'une cuvette haute et large. On note si l'estomac surnage ou plonge ; si l'intestin grêle surnage en entier ou en partie, et, dans ce dernier cas, dans quelle mesure ; et de même enfin pour le gros intestin (la situation du méconium aura d'abord été reconnue dans cette partie de l'intestin).

Il n'y a aucun avantage à ouvrir l'estomac sous l'eau pour voir les bulles d'air qu'il contient monter à la surface ; il est préférable de l'ouvrir hors de l'eau, de façon à ce que son contenu, parfois important, ne souffre aucune modification.

Les autres organes viscéraux sont extraits et examinés.

L'examen du *crâne* peut précéder ou suivre celui de la cavité thoraco-abdominale. Inciser les téguments du cuir chevelu d'une oreille à l'autre suivant le procédé ordinaire : rabattre les lambeaux en avant et en arrière ; examiner attentivement la face interne du cuir chevelu et la surface externe du péricrâne (*bosse séro-sanguine*, sa situation, sa composition ; ecchymoses sous le cuir chevelu, sur le péricrâne ; hémorragies, etc.). Examiner les *fontanelles* et les *sutures*.

Détacher les os du crâne au ciseau suivant le grand diamètre de la tête ; à cet effet, faire une boutonnière dans la suture coronale, à sa partie inférieure à droite ou à gauche ; engager une des branches d'une paire de ciseaux forts dans cette boutonnière et couper circulairement toute la calotte cranienne (péricrâne, os et dure-mère à la fois).

Examiner la calotte cranienne détachée ; enlever le péricrâne ; noter l'état de la surface osseuse sous-jacente ; ouvrir le sinus longitudinal supérieur dans toute sa longueur ; enlever la dure-mère ; noter l'état des os à la surface interne ; détacher les os de leurs connexions, les examiner un à un avec plus d'attention (fracture, fissure, défaut d'ossification ; examen par transparence à la lumière du jour).

Noter l'état de la surface externe du cerveau, la présence éventuelle d'hémorragie méningée ; enlever le cerveau qui offre, ainsi qu'on le sait, peu de résistance chez le nouveau-né ; examiner la base du crâne (hémorragie, état des os, etc.).

L'autopsie s'achève par l'examen du *maxillaire inférieur* ; la recherche des *points d'ossification* et en particulier du *point de Béclard* ; l'examen enfin des parties profondes, du tronc, des membres et celui du squelette.

Le *maxillaire inférieur* est désarticulé de chaque côté ; on enlève au scalpel une tranche horizontale sur le bord supérieur de chacune de ses moitiés dans toute sa longueur, de façon à bien découvrir les alvéoles. Chez les nouveau-nés à terme, le maxillaire inférieur contient *ordinairement* de chaque côté quatre alvéoles cloisonnés.

Pour la recherche du *point de Béclard*, qui demeure le plus important des points d'ossification pour la détermination du terme, on fait au niveau de l'articulation du genou une incision partant de la partie latérale inférieure droite ou gauche de l'une des cuisses, descendant sur le côté latéral de l'articulation du genou, décrivant une courbe au-dessous de la pointe de la rotule et remontant symétriquement de l'autre côté. On dissèque tout le lambeau cutané, en ayant soin d'y comprendre la rotule, et on le récline en haut avec la rotule. On ouvre franchement l'articulation du genou, et, fléchissant alors la jambe sur le genou, on fait fortement saillir le condyle fémoral. Avec la lame d'un scalpel on découpe dans ce condyle, d'avant en arrière, perpendiculairement à son axe longitudinal, une série de tranches minces, jusqu'à ce qu'on arrive au corps de l'os. Ces tranches rencontrent forcément le point osseux, s'il existe, le dépassent ensuite et en laissent ainsi apprécier toutes les dimensions. On mesure le point osseux au *compas* dans son grand diamètre.

Une coupe verticale médiane du talon, poussée profondément jusqu'à l'articulation tibio-tarsienne, découvre les points calcanéen et astragalien et en permet une excellente vue.

Les points osseux du sternum seront recherchés par la section du sternum sur toute sa longueur et sur la ligne médiane à sa face interne.

On visite ensuite le *squelette* ; on recherche avec soin les ecchymoses prévertébrales au cou, et enfin on pratique de nombreux *crevés* sur les membres et sur le tronc. Il est en particulier recommandé de faire méthodiquement des incisions verticales rapprochées les unes des autres sur la région de la *nuque*, à cause de l'intérêt que peut présenter cette région dans les cas de strangulation.

Pour faciliter aux experts la détermination de l'âge dans les examens de nouveau-nés à partir de cinq mois, nous avons dressé les deux tableaux (p. 98 et 99), qui réunissent les documents classiques en France et en Allemagne sur ce point.

C. — AUTOPSIE DANS LES CAS D'EMPOISONNEMENT.

La technique générale s'adapte de la façon la plus simple à ce cas spécial. La seule particularité est le placement en bocaux des viscères et de leur contenu pour l'examen toxicologique ultérieur. Les bocaux seront neufs ou en tout cas absolument propres et complètement secs. Il n'y sera jamais placé avec les viscères de substances conservatrices quelconques (alcool, solution de sublimé, solution de formol, etc.). Chaque viscère après son extraction est placé *séparément* sur un support de liège propre, examiné, sectionné avec un instrument propre, bien essuyé, ne gardant aucune trace d'un examen précédent, et une large portion du viscère ou, au besoin, le viscère tout entier, s'il est de petites dimensions, est placé dans un bocal spécial. Pourtant il n'y a point d'inconvénient à réunir parfois dans un même bocal deux viscères différents.

Signes indicateurs de l'âge intra-utérin d'un fœtus, d'après les classiques allemands.

(Division en mois lunaires de quatre semaines.)

AGE.	TAILLE d'après Hecker.	POIDS au début du mois d'après Hecker.	POINTS OSSEUX principaux d'après Toldt.	CORDON d'après Weisz.	PLACENTA poids et diam. d'ap. Weisz.	TÉGUMENT EXTERNE ET CARACTÈRES ACCESSOIRES. (Skrzeczka, Hofmann, Ungar.)
6e mois lunaire. De la 21e à la 24e semaine. Du 141e au 168e jour. *Du milieu du 5e mois au milieu du 6e mois français.*	De 0,280mm à 0,348mm	676	Un point à la poignée du sternum vers la 2e moitié du mois. Deux autres points un peu plus tard à la partie supérieure du corps.	35,5	Poids : 258,3 Diam. : 11,3 à 12,50	Tête énorme par rapport au corps. Peau rouge clair sale, ridée ; visage à l'aspect vieillot. Quelques rares cheveux ; les sourcils et cils se forment. Poils follets abondants surtout au visage et au cou, etc. — Enduit sébacé sur le corps. Ongles mous mais formés aux doigts, encore peu reconnaissables aux orteils. Membrane pupillaire très visible. Testicules encore dans l'abdomen. Méconium dans le gros intestin.
7e mois lunaire. De la 25e à la 28e semaine. Du 169e au 196e jour. *Du milieu du 6e mois au milieu du 7e mois français.*	De 0,350 à 0,390	1 170	Au début apparition du point calcanéen. Le point astragalien apparait à la fin du 7e ou au début du 8e mois.	37,8	Poids : 309,0 Diam. : 13,80 à 14,50	Peau encore ridée et rouge sale, mais commençant à pâlir. Cheveux de quelques millimètres commençant à se colorer. Poils follets encore abondants. Enduit sébacé. Ongles mieux développés mais n'atteignant pas encore l'extrémité des doigts. Membrane pupillaire en voie de disparition. Méconium vert-olive dans le rectum. Testicules à l'anneau.
8e mois lunaire. De la 29e à la à 32e sem. Du 197e au 224e jour. *2e moitié du 7e mois à moitié environ du 8e mois français.*	De 0,397 à 0,420	1 571	Point calcanéen, 4mm,2 à 7mm,5. Point astragalien, 2 à 5 millim.	45,3	Poids : 483,0 Diam. : 15,30 à 17,75	La peau plus claire commence à être doublée de graisse, elle est moins ridée. Les membres s'arrondissent, le visage devient plus plein. Cheveux rares encore, de 5 à 7 millimètres. Poils follets encore abondants. Ongles déjà durs et atteignant presque le bout des doigts. Les testicules commencent à descendre dans le scrotum. La membrane pupillaire a disparu.
9e mois lunaire. De la 33e à la 36e sem. Du 225e au 252e jour. *1re moitié environ du 8e mois au début du 9e mois français.*	De 0,430 à 0,460	1 942	Point calcanéen, 7mm,5 à 9mm,5. Point astragalien, 3mm,2 à 5mm,7. P. dans les dern. vert. sacr. à la fin du mois.	52,9	Poids : 536,8 Diam. : 16,40 à 19,5	La tête perd ses dimensions exagérées. La peau prend des caractères de plus en plus naturels ; le coussin graisseux sous-cutané se développe. Les poils follets disparaissent. Cheveux de 1 centimètre à 1cm,5. Ongles cornés affleurant l'extrémité des doigts. Testicules dans le scrotum.
10e mois lunaire. De la 37e à la 40e sem. Du 253e au 280e jour. *9e mois français.*	De 0,470 à 0,496	2 323	P. calc., 8 à 10mm,5. P. astr., 6mm,5 à 9 mill. Apparit. ord. du point de Béclard. P. dans le cuboïde, parfois à la fin du mois.	56,6	Poids : 594,7 Diam. : 16,55 à 19,50	Accentuation des caractères ci-dessus. Le fœtus atteint les caractères du terme.

Signes indicateurs de l'âge intra-utérin d'après les classiques français.
(Tardieu, Brouardel, etc...)

AGE.	TAILLE.	POIDS.	POINTS D'OSSIFICATION.	CARACTÈRES DIVERS du tégument externe et caractères accessoires.
Du 5e au 6e mois. Du 154e au 184e jour environ. *1re moitié du 6e mois à la moitié du 7e mois lunaire.*	25 à 30 cent. (Tardieu.) 20 à 25 cent. (Brouardel.)	250 à 400 gr. (Tardieu.) 200 à 250 gr. (Brouardel.)	Noyau osseux de l'astragale (Tardieu et Brouardel) et du corps du pubis. (Tardieu.)	Poils apparaissant sur les membres ; peau plus colorée. Cheveux apparaissant. Ongles distincts. Méconium au commencement de l'intestin grêle.
Du 6e au 7e mois. Du 185e au 214e jour. *2e moitié du 7e mois à la 1re moitié du 8e mois lunaire.*	30 à 35 cent. (Tardieu.) 30 à 35 cent. (Brouardel.)	500 à 1 000 gr. (Tardieu.) 500 à 800 gr. (Brouardel.)	Trois à quatre noyaux osseux du sternum. (Tardieu.)	Peau de couleur plus ou moins pourpre. Apparition de l'enduit sébacé. Membrane pupillaire commençant à disparaître. Testicules encore dans l'abdomen.
Du 7e au 8e mois. Du 215e au 244e jour. *Fin du 8e mois à la fin du 9e mois lunaire.*	35 à 40 cent.	1 000 à 1 500 gr.	Achèvement de l'ossification des pièces du sternum. (Brouardel.)	Peau de couleur claire rosée. Cheveux plus longs et plus colorés (1 cent. de long).
Du 8e au 9e mois. 245e jour à la fin de la grossesse. *Fin du 9e mois et 10e mois lunaire.*	40 à 45 cent.	1 500 à 2 500 gr.	Ossification des dernières vertèbres du sacrum. Apparition du noyau osseux épiphysaire infér. du fémur. Cloisonnement du maxillaire inférieur à la fin du mois.	Ongles arrivant à l'extrémité des doigts. Testicules engagés dans l'anneau. Peau couverte d'enduit sébacé.

Nous établissons en général la série des *bocaux* suivants :

1° Cœur avec le sang qu'il contient et qu'il est bon d'exprimer dans le bocal avant la section de l'organe ;

2° Poumons ou larges fragments de l'un et l'autre poumons ;

3° Foie ou mieux larges fragments de l'organe ;

4° Estomac dont le contenu a été au préalable versé directement dans le bocal. Après versement du contenu qu'on laisse échapper dans le bocal, par section de la ligature pylorique, on ouvre l'estomac, on l'examine sans le laver et on l'introduit à son tour dans le bocal ;

5° Intestin grêle dont le contenu a été au préalable exprimé dans le bocal par la manœuvre indiquée dans la technique générale. L'intestin grêle est étalé ensuite sur une surface propre et sèche, sectionné, examiné sans lavage et déposé dans le bocal ;

6° Gros intestin, même manœuvre ;

7° Rate et reins ;

8° Urine extraite sur place de la vessie ouverte par sa face supérieure ;

9° Substance encéphalique ou mieux larges fragments du cerveau, du cervelet et du bulbe.

L'œsophage, la langue peuvent être recueillis aussi à part dans quelques cas.

Les bocaux sont fermés avec des bouchons de liège neufs et *scellés*. Ils reçoivent une étiquette indiquant leur contenu ; et on scelle au bouchon une fiche en carton sur laquelle l'expert écrit le nom de l'affaire, la date de son opération, la nature du contenu du bocal. Il appose au-dessous de cette suscription sa signature.

Les bocaux scellés sont remis par l'expert au magistrat qui doit en assurer judiciairement le transport au laboratoire d'analyses désigné par lui.

Le prélèvement des pièces que l'expert doit transporter et examiner lui-même au laboratoire (fragments des viscères pour examen histologique, etc., vêtements avec taches, instruments tachés, etc.), n'est soumis à aucune formalité, l'examen n'étant ici que la continuation de la mission que l'expert remplit sous la foi du serment, et le transport étant assuré par l'expert assermenté lui-même.

Dans les cas d'exhumation, l'expert fera prélever et mettre sous scellés des fragments de la terre provenant de l'endroit où le cercueil a été extrait et du voisinage. Il mettra aussi sous scellés des fragments des linges ou du linceul entourant le cadavre, choisissant les endroits les plus souillés.

D. — AUTOPSIE DANS LES CAS D'EXHUMATION.

L'expert doit faire ouvrir le cercueil en sa présence après en avoir vérifié lui-même la nature (sapin, chêne, cercueil métallique avec bière intérieure) et après avoir relevé toutes les indications qui se trouvent consignées sur le cercueil (plaques administratives, inscriptions particulières). Il doit noter expressément l'état du cercueil (intact ou disjoint) et dans quelle mesure; cercueil métallique bombé, éclaté, etc.). Le degré de la putréfaction, ses modes divers (putréfaction commune, saponification, momification, etc.), seront soigneusement décrits. On notera expressément si le cadavre est ou non encore reconnaissable et dans quelle mesure il se prête pour chacune de ses parties isolément à un examen macroscopique profitable.

On se rapprochera autant que faire se pourra des indications de la technique générale qui n'est applicable d'ailleurs que dans les cas de conservation relativement assez grande et qui doit souffrir des écarts d'autant plus nombreux et importants que la destruction du cadavre sera plus avancée.

S'il s'agit d'exhumation pour suspicion d'empoisonnement, l'expert fera autant que possible les prélèvements d'organes indiqués ci-dessus et, comme il a été dit, il fera également prélever de la terre au voisinage immédiat et médiat du cercueil.

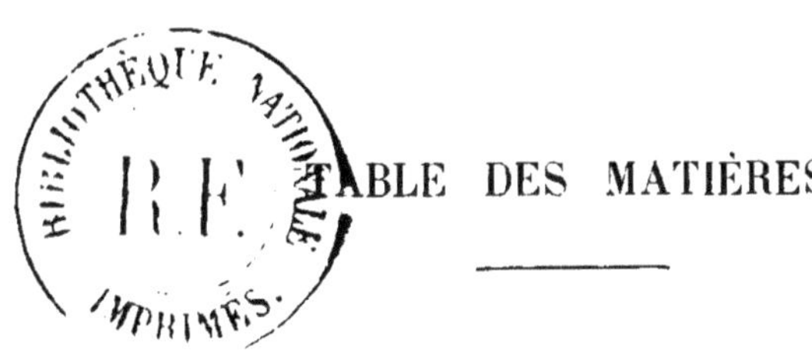

TABLE DES MATIÈRES

2911-10. — Corbeil. Imprimerie Crété.

www.ingramcontent.com/pod-product-compliance
Ingram Content Group UK Ltd.
Pitfield, Milton Keynes, MK11 3LW, UK
UKHW020331180726
13839UKWH00002B/646

9 782329 585260